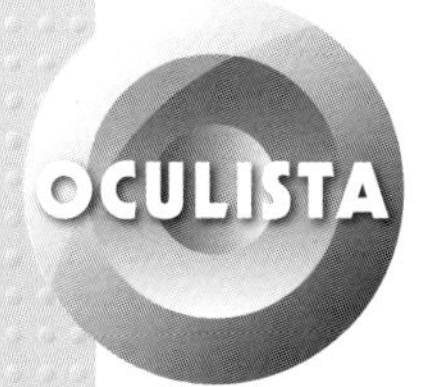

編集企画にあたって…

近年進歩のめざましい眼底検査機[illegible]，これまで生体眼では困難であった脈絡膜の詳細な所見がとらえられるようになりました．脈絡膜は我々の想像以上にダイナミックに変化し，脈絡膜は単に網膜を栄養しているだけの組織ではなく，多面的に病態に関与していることもわかってきています．本特集「再考！脈絡膜疾患診療」では病気の首座としての脈絡膜，また，網膜疾患の修飾因子として疾患に大きくかかわっている脈絡膜を最新の知見を元に考え直したいと思っています．

脈絡膜は血流が非常に豊富な組織であり，炎症を生じやすい組織です．原田病・脈絡膜炎・AZOOR-complex 等が脈絡膜炎症性疾患の代表であり，近年の OCT の進化により病態理解・マネージメントが大いに進歩しました．また，脈絡膜はほぼ血管と間質で構成されているため，循環状態が変化すると直上の網膜にも大きな影響を及ぼします．高血圧脈絡膜症，uveal effusion，中心性漿液性脈絡網膜症等をその代表疾患として挙げることができます．

近年，pachychoroid spectrum diseases という疾患概念がアジア諸国を中心に広く受け入れられるようになっています．疾患名からもわかるように，脈絡膜の厚さを簡便に測定できるようになったことがこの疾患概念の形成に大きく貢献しました．日本ではこれまで滲出型加齢黄斑変性と考えられていた症例の約半数が pachychoroid neovascularization であるという報告もあります．新生血管の検出には OCT angiography が極めて鋭敏であり，これらの疾患の診断・診療には必須の検査となりつつあります．

一方で，脈絡膜は加齢・眼軸長の伸張に伴って薄くなることも明らかになっています．近視性脈絡膜新生血管や dome-shaped macula，下方後部ぶどう腫等，脈絡膜の菲薄化に伴って生じる疾患群の病態理解も深まりました．また，脈絡膜腫瘍の診断・マネージメントが OCT・広角眼底撮影装置の進歩によって大きく変わったことも大きな進歩です．

機器の進歩によって，これまで直接観察することが不可能であった脈絡膜を直接観察できるようになり，多くの網脈絡膜疾患の捉え方が変わりました．本特集では見識の深い先生方からの解説を通して，そのような疾患についての知識がアップデートできることを確信しています．

2020 年 9 月

辻川明孝

KEY WORDS INDEX

WRITERS FILE

(50 音順)

小沢　洋子
（おざわ ようこ）

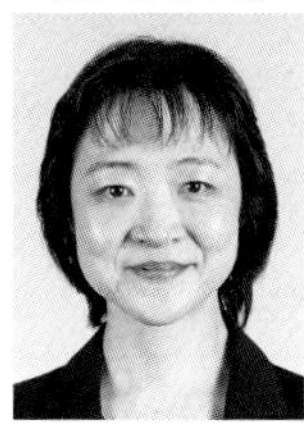

1992年　慶應義塾大学卒業
同大学眼科学教室入局
1997年　慶應義塾大学眼科学教室，助手
1998年　東京都済生会中央病院眼科，網膜硝子体フェロー
2001年　慶應義塾大学生理学教室国内留学
2005年　慶應義塾大学眼科学教室，助手
2008～20年　同，専任講師
2009年　同教室網膜細胞生物学研究室，チーフ（兼任）
2016～17年　Schepens Eye Research Institute（Harvard Medical School）Visiting Scholar（兼任）
2020年　聖路加国際病院，眼科部長
同大学，研究教授
慶應義塾大学眼科学教室，特任准教授（兼任）

櫻田　庸一
（さくらだ よういち）

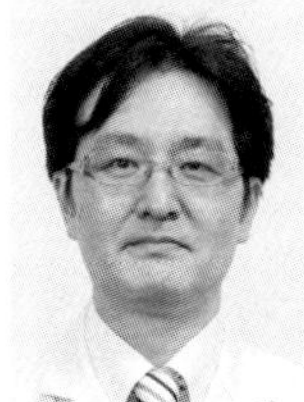

2002年　山梨医科大学（現山梨大学）卒業
同大学眼科医局入局
2010年　同大学大学院修了
同大学眼科，診療助教
2011年　同，助教
2017年　同，講師
Vitreous Retina Consultants of New York 留学
2018年　復職

藤本　雅大
（ふじもと まさひろ）

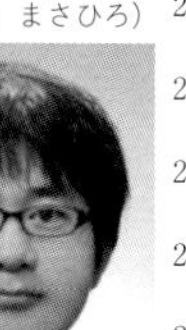

2006年　神戸大学卒業
2008年　京都大学医学部附属病院眼科入局
2009年　西神戸医療センター眼科
2011年　兵庫県立塚口病院眼科，医長
2014年　京都大学医学部附属病院眼科
2018年　同，助教
2019年　中野眼科医院，副院長
京都大学医学部附属病院眼科，非常勤講師

岸　　章治
（きし しょうじ）

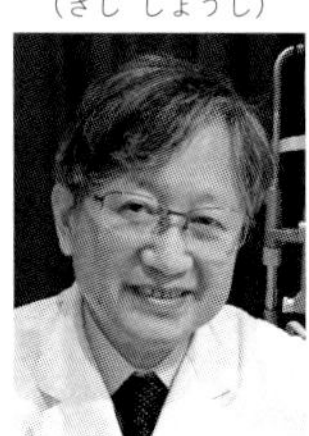

1976年　群馬大学卒業
同大学眼科入局
1979年　同，助手
1981～83年　イリノイ大学眼科，研究員
1985年　群馬大学眼科，講師
1997年　同，助教授
1998年　同，教授
2016年　前橋中央眼科，院長
群馬大学，名誉教授

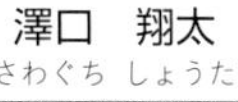

澤口　翔太
（さわぐち しょうた）

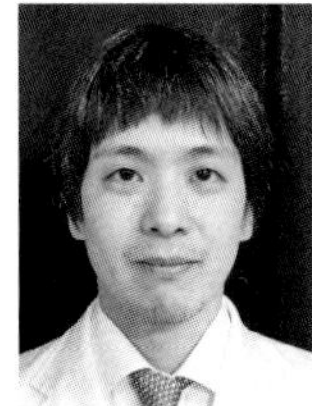

2013年　愛媛大学卒業
2015年　東京女子医科大学眼科
2019年　琉球大学眼科

松本　英孝
（まつもと ひでたか）

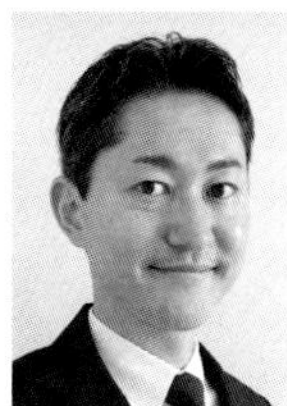

2001年　群馬大学卒業
同大学医学部附属病院眼科，研修医
2003年　桐生厚生総合病院眼科，医長
佐久総合病院眼科，医員
2004年　群馬大学医学部附属病院眼科，医員
2010年　同，病院助教
2011～14年　Massachusetts Eye & Ear Infirmary, Harvard Medical School Research Fellow
2015年　群馬大学医学部附属病院眼科，助教
2017年　同，講師

喜田　照代
（きだ てるよ）

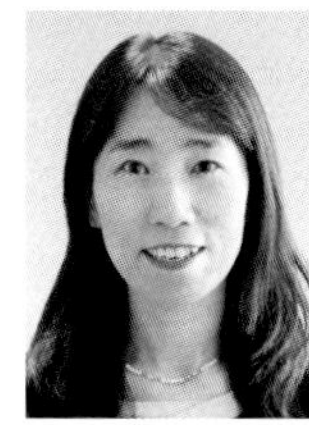

1996年　大阪医科大学卒業
同大学眼科入局
2002年　同大学大学院修了
淀川キリスト教病院眼科，医員
2005年　米国カリフォルニア大学サンディエゴ校眼科，フェロー
2007年　淀川キリスト教病院眼科，副医長
2009年　市立枚方市民病院眼科，副部長
2011年　大阪医科大学，講師（准）
2014年　同大学眼科，講師
2020年　同，診療准教授

辻川　明孝
（つじかわ あきたか）

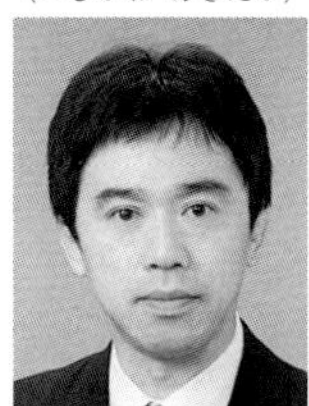

1993年　京都大学卒業
1994年　倉敷中央病院眼科
1999年　米国 Children's Hospital Boston 留学
2001年　京都大学大学院医学研究科修了
神戸市立中央市民病院眼科
2005年　京都大学眼科，助手
2009年　同，講師
2014年　香川大学眼科，教授
2017年　京都大学眼科，教授

丸山　和一
（まるやま かずいち）

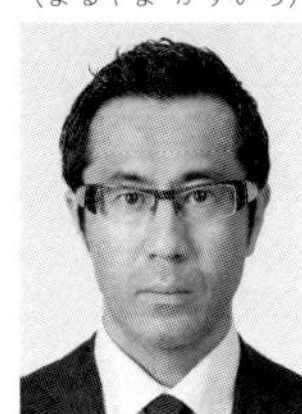

1998年　金沢医科大学卒業
京都赤十字第二病院，研修医・修練医
2003年　米国 Harvard Medical School Department of Ophthalmology, Schepens Eye Research Institute, Postdoctoral fellow
2006年　京都府立医科大学大学院医学研究科博士課程修了，博士（医学）取得
米国スケペンス眼科研究所，Adjunct Scientist
2009年　京都府立与謝の海病院（現：京都府立医科大学附属北部医療センター）眼科，医長
2012年　京都府立医科大学，助教
東北大学病院医科診療部門眼科，講師
京都府立医科大学，客員講師
2017年　大阪大学大学院医学系研究科視覚先端医学寄附講座，寄附講座准教授
2018年　ドイツ・ケルン大学，客員教授
2020年　大阪大学大学院医学系研究科視覚情報制御学，寄附講座准教授

宮田　　学
（みやた まなぶ）

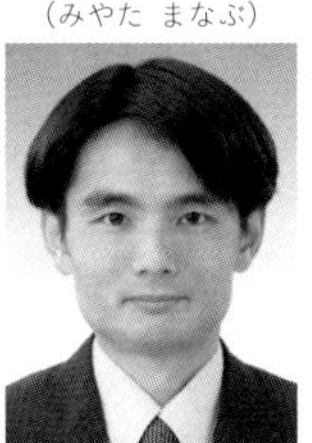

2002年　岡山大学卒業
同大学眼科入局
2006年　同大学大学院修了
2007年　姫路赤十字病院眼科
2009年　岡山大学眼科，助教
2014年　川崎医科大学眼科学2，講師
2015年　京都大学眼科，助教

再考！脈絡膜疾患診療

編集企画／京都大学教授　辻川明孝

Monthly Book
OCULISTA
編集主幹／村上　晶　高橋　浩

No.92 / 2020. 11◆目次

CONTENTS

「OCULISTA」とはイタリア語で眼科医を意味します．

MB OCULI. No. 92：1－9, 2020

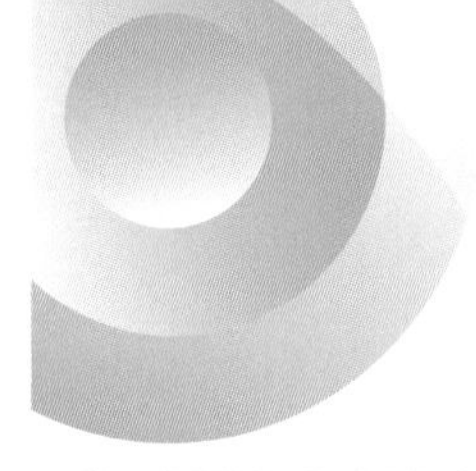

特集／再考！脈絡膜疾患診療

脈絡膜の構造と機能

澤口翔太[*1]　古泉英貴[*2]

Key Words： 脈絡膜循環(choroidal circulation)，脈絡毛細血管板(choriocapillaris)，窓構造(fenestration)，小葉構造(lobular pattern)，インドシアニングリーン蛍光眼底造影(indocyanine green angiography：ICGA)，光干渉断層計(optical coherence tomography)

Abstract： 近年の画像診断技術の進歩に伴い，従来の蛍光眼底造影検査だけでなく，光干渉断層計(optical coherence tomography：OCT)，OCT angiography(OCTA)でも脈絡膜が可視化できるようになり，さまざまな知見が報告されている．脈絡膜が病態の首座となる疾患眼においては，日常診療で各種検査所見に馴染みがあると思う．しかし正常脈絡膜については普段から何気なく診ているようで，意外ときちんと診ていないのではないだろうか．先人達が脈絡膜を理解するために行った貴重な研究成果を振り返ることで，正常脈絡膜の構造と機能を理解し，脈絡膜疾患診療の礎としていただきたい．

はじめに

近年の眼科画像診断技術の進歩は目覚ましく，一昔前までは可視化困難であった画像が日常診療でも容易に得られるようになった．深さ方向においてはより高侵達に，広さ方向においてはより広角となり，今までに知り得なかった知見が次々と明らかにされてきている．脈絡膜の領域においても以前は侵襲的な蛍光眼底造影のみで評価が行われてきたが，光干渉断層計(optical coherence tomography：OCT)，OCT angiography(OCTA)が登場したことにより非侵襲的な評価が可能となった．そのような新時代においても，正常脈絡膜に関して思いを馳せる機会は意外と少ないように思う．ともすれば疾患眼のほうがダイナミックに所見が変化するので興味深く，正常脈絡膜に関する解剖生理は後回しにしたくなる．しかし本特集タイトルにもある通り，脈絡膜を再考するうえで正常脈絡膜の理解は外せない．そこで今回は正常脈絡膜の構造と機能，そして我々が日常診療で行っている脈絡膜評価のための検査に焦点を当てて解説する．

正常脈絡膜の構造

まず，正常脈絡膜の構造を解剖・組織の観点から解説する．解剖学的考察として，脈絡膜流入血管から流出血管までの走行および視神経乳頭周囲の血管構造を，組織学的考察として脈絡膜血管を層別に，網膜血管との比較も行いながら，その特徴について述べる．

1．解剖学的考察

網膜循環では流入路と流出路が同一，すなわち視神経乳頭の網膜中心動静脈を介している．それに対して脈絡膜循環は流入路と流出路が異なる(図1)．脈絡膜循環の流入路には大きく分けて3経路，すなわち①短後毛様動脈(short posterior

[*1] Shota SAWAGUCHI，〒903-0215　沖縄県中頭郡西原町字上原207　琉球大学大学院医学専攻眼科学講座
[*2] Hideki KOIZUMI，同，教授

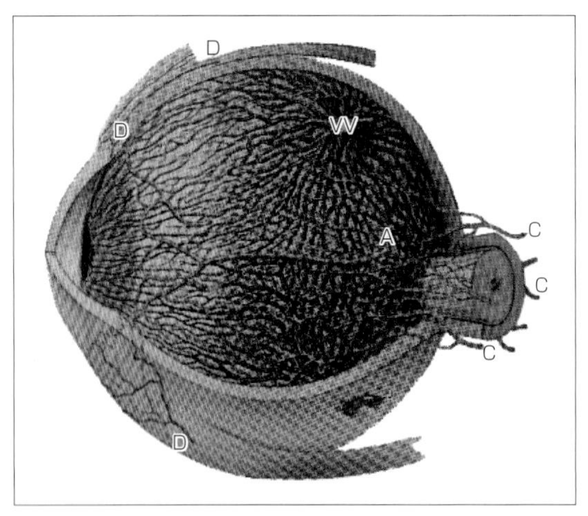

図 1. 脈絡膜循環の全体像
短後毛様動脈が眼外から後極部の強膜を貫いて眼内に分布し，眼内を灌流してから渦静脈を経て眼外に導かれるまでの全体像.
流入路：短後毛様動脈(SPCA＝C)，長後毛様動脈(LPCA＝A)，前毛様動脈(ACA＝D)
流出路：渦静脈(VV)
(大鹿哲郎編：眼科プラクティス 6. 文光堂, 2005. より引用改変)

ciliary artery：SPCA)，②長後毛様動脈(long posterior ciliary artery：LPCA)，③前毛様動脈(anterior ciliary artery：ACA)があり，後極部から赤道部までをSPCA，赤道部から前方をLPCAとACAが担っている．より詳しく述べると，眼動脈より2～3本の後毛様動脈(posterior ciliary artery：PCA)が分岐し，それが10～20本程度のSPCAに分岐した後に眼球後方から視神経乳頭を取り囲むようにして強膜を貫き，後極部を中心とした脈絡膜の大部分に血流を分配する[1]．それとは別に，眼動脈から分岐した2本のLPCAと2本のACAは4直筋に伴走し，腱付近で強膜を貫通し赤道部より前方の脈絡膜の血流を担う．流出路は4象限各々に分布している渦静脈であり，脈絡膜に流入した豊富な血流を眼外へ導いている．渦静脈は耳側・鼻側では互いにやや接近しており，上側・下側ではやや離れている．2本のLPCAを加えると，ちょうど6本の動静脈が均等に配置された様相となる(図2)．各象限の境界には大型の静脈は配置されておらず，いわゆる分水嶺となっている．

次に視神経乳頭はその構造上，網膜・脈絡膜・視神経に接しており，二重の血管支配を受けている(図3)．視神経乳頭表層は網膜中心動脈の枝から，より深部は毛様動脈系からZinn-Haller動脈輪を介して支配されており，両者は毛細血管レベルで交通し，視神経乳頭を栄養している．さらに篩状板においては隣接する脈絡膜から栄養を受けている．

2．組織学的考察

流入血管が眼内に入った後の脈絡膜は大きく分けて上強膜，実質，脈絡毛細血管板からなる(図4)．上強膜は強膜と脈絡膜実質の間にある約30 μmの層であり，膠原線維，弾性線維，線維芽細胞，色素細胞，神経叢からなるが血管は含まれない．上強膜は他の層と異なり，色素細胞が豊富である．実質は血管層で大きく2つに分けられ，具体的に外層は大血管層(Haller's layer)であり，内層は中血管層(Sattler's layer)である．大血管層にある動脈は通常の小動脈と同様，中膜平滑筋と内弾性板を持つ．また中血管層では動静脈が複雑に絡まり合い，生理的状態で動-動脈吻合，静-静脈吻合を持つ．実質に含まれる血管は窓構造を持たない．脈絡毛細血管板はブルッフ膜を介して網膜色素上皮(retinal pigment epithelium：RPE)と対峙している．血管径は約50 μmと他の毛細血管と比べやや径が大きく，RPE側に極性を有する有窓構造を持ち，血管周皮細胞も脈絡膜側に極性を

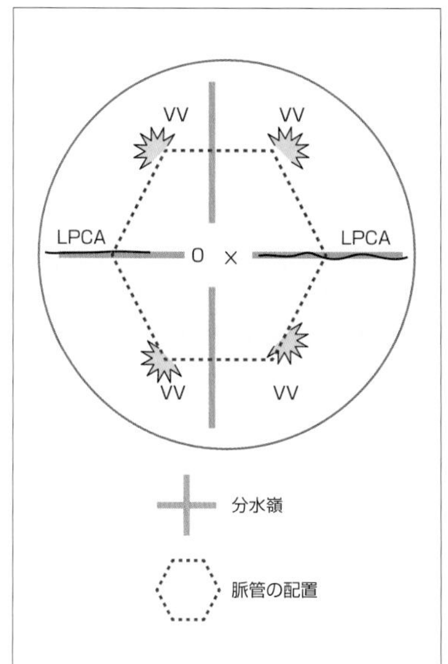

図 2. 眼底における脈絡膜大血管の位置関係と分水嶺

各象限に位置する渦静脈に2本の長後毛様動脈を加えると後極を中心とした六角形の様相を呈する．分水嶺は各々の渦静脈を分けるように分布している(渦静脈(VV)，長後毛様動脈(LPCA)，視神経乳頭(O)，黄斑部(×))．

(大鹿哲郎編：眼科プラクティス 6．文光堂，2005．より引用改変)

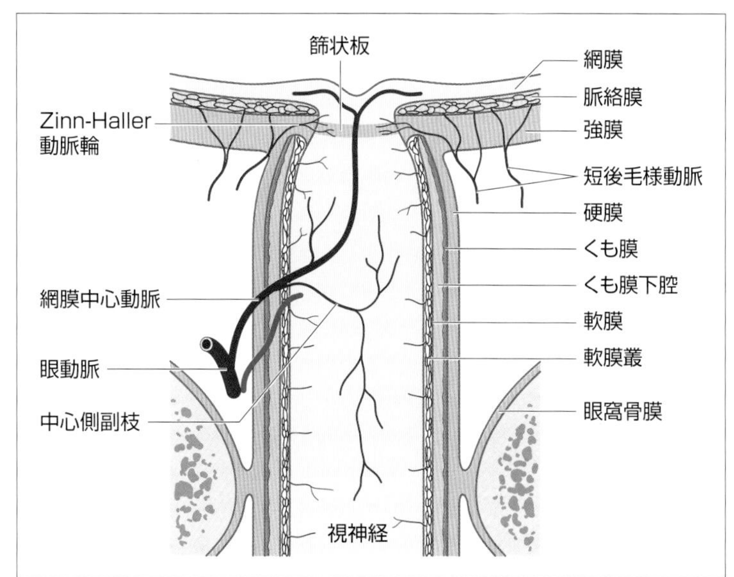

図 3. 視神経乳頭周囲の脈絡膜循環

視神経乳頭は二重の血管支配を受けている．表層は網膜中心動脈の枝から，より深部は短後毛様動脈系からZinn-Haller動脈輪を介して支配されている．両者は毛細血管レベルで交通を持ち，視神経乳頭を栄養している．さらに篩状板においては隣接する脈絡膜から栄養を受けている．

(大鹿哲郎編：眼科プラクティス 6．文光堂，2005．より引用改変)

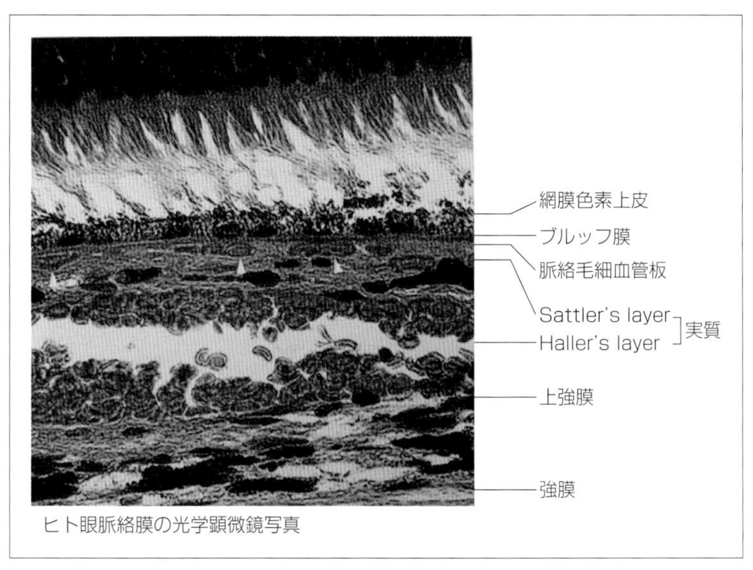

図 4. ヒト眼脈絡膜の光学顕微鏡写真

白矢頭は脈絡毛細血管板の血管腔を示す．

(米谷　新，森　圭介：脈絡膜循環と眼底疾患(清水弘一監)．医学書院，2004．より転載)

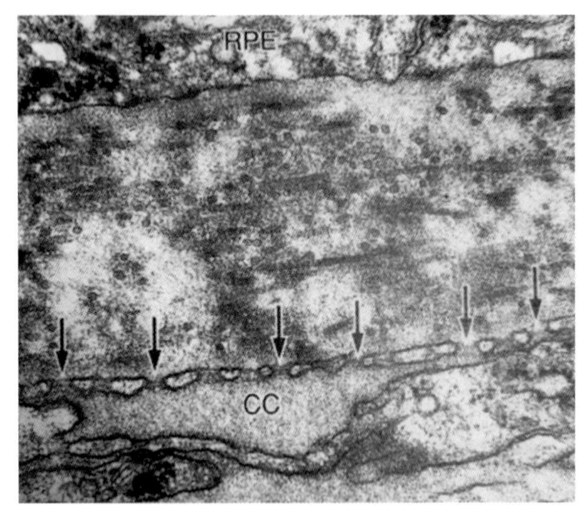

図 5.
網膜色素上皮(RPE)細胞と脈絡毛細血管板(CC)の透過電子顕微鏡写真
両者はブルッフ膜を挟んで対峙しており，脈絡毛細血管板には物質の透過を容易にする窓構造(fenestration)が存在している(黒矢印).
(米谷　新，森　圭介：脈絡膜循環と眼底疾患(清水弘一監)．医学書院，2004．より転載)

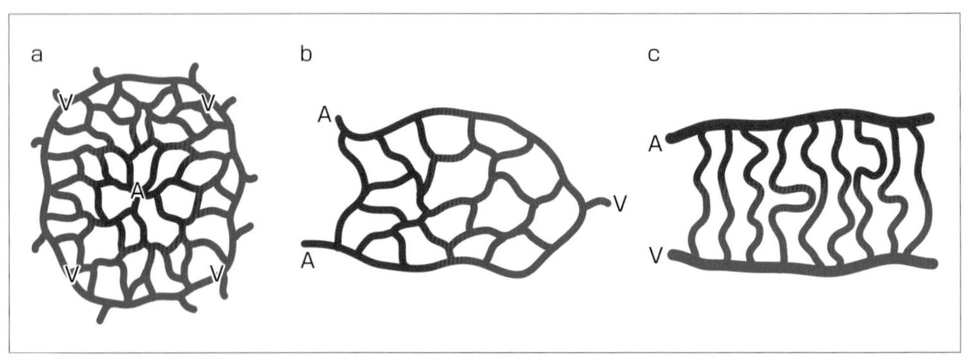

図 6. 脈絡毛細血管板の小葉構造—部位による違い—
小葉構造を取っているのは後極部のみである.
a：後極部　b：赤道部　c：最周辺部
(文献 3，大鹿哲郎編：眼科プラクティス 6．文光堂，2005．より引用改変)

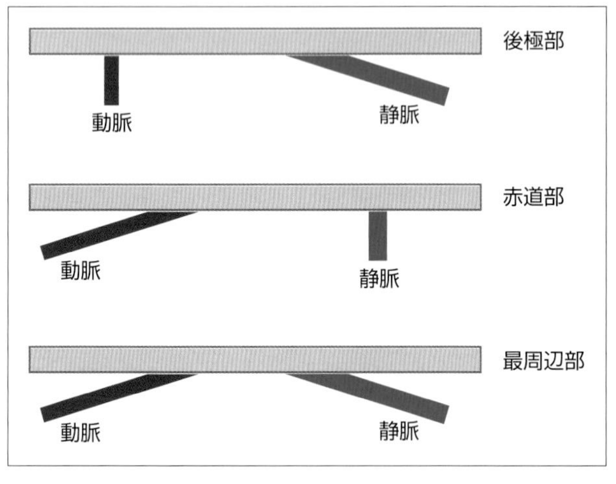

図 7.
脈絡毛細血管板に対する流入動脈・流出静脈
—部位による違い—
部位により脈絡毛細血管板に流入する動脈と流出する静脈の角度が異なる．特に後極部では動脈が脈絡毛細血管板に対して直角に近い角度で流入している．この血管配列により後極部という狭い範囲内で多量の血流を確保することが可能となる.
(米谷　新，森　圭介：脈絡膜循環と眼底疾患(清水弘一監)．医学書院，2004．より転載)

持って配置されている(図 5)．ブルッフ膜は厚さ約 2 μm の硝子様の膜であり，電子顕微鏡で観察すると 5 層の構造を持つが，その最外層は脈絡毛細血管板の基底膜により構成されている.

脈絡毛細血管板については，眼底における部位の違いで異なる特徴的な血管構築を有するため，以下に詳述する.

脈絡毛細血管板は網膜側から眺めると一枚の連続した毛細血管網であり，一見すると部位による違いは明らかではない[2)]．しかし，ヒト眼での血

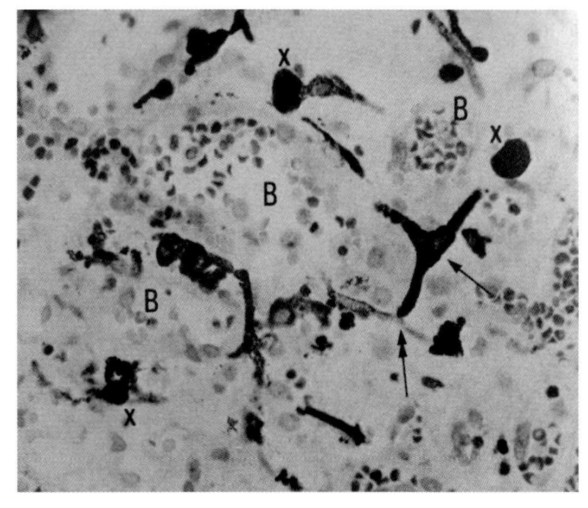

図 8.
ヒト脈絡膜黄斑下領域の水平断切片の光学顕微鏡像
脈絡膜内でメラニン細胞が突起を伸ばしている様子．Bは横断ないし縦断された血管．Xはこの切片に対して垂直方向に向かっており，矢印は細胞突起が直角に配列している様子がわかる．
(Exp Eye Res. 1982より転載，松坂利彦：脈絡膜循環—微細構造からの探索．厚生社インフォメーションサービス，1986．より引用)

管鋳型標本から部位による毛細血管の違いが理解されるようになり，また強膜側からの観察では，脈絡毛細血管板への流入動脈，流出静脈の関係が部位により異なることが明らかにされた(図6, 7)．すなわち後極部では流入動脈は脈絡毛細血管板に直角に配列し，均一な血管径の細かい網目状毛細血管網を経て，なだらかな角度で流出静脈につながる．赤道部では逆に流入動脈がなだらかな角度で毛細血管網につながるが，流出静脈は直角に近い角度で流出する．また後極部から周辺部に向かうにつれて毛細血管間の空隙は円形から楕円形へと形を変える．最後に最周辺部では，流入動脈・流出静脈ともになだらかな角度でつながっており，その間に毛細血管網を配置している．すなわち，典型的な小葉構造をとるのは後極部だけである[3]．

脈絡膜の大部分は血管成分で構成されているが，その血管間質(脈絡膜間質)はメラニン細胞，線維芽細胞，肥満細胞，形質細胞等の細胞成分と膠原線維，弾性線維等の線維成分で構成されている．

正常脈絡膜の機能

前項で脈絡膜の解剖・組織に関して述べたが，本項では機能，すなわち主に循環について考察する．脈絡膜は前述の構造に基づき，組織当たりの単位血流量は他の臓器をはるかに凌駕しており，また同部位を流れる血流の流速は多臓器に比較し相当に速いといわれている[4]．このことにより網膜外層における代謝で発生する熱に対しラジエーターとして機能し，網膜外層に熱が蓄積されないようにしていることが推測される．また有窓構造を有することで，栄養物質を脈絡膜間質に貯留し，網膜外層との物質交換にも関与している．また循環とは別に，色素細胞も重要な機能を有していることが推察されている．上強膜に豊富な色素細胞を有することで暗幕効果をもたらし，眼内に瞳孔以外から余分な光が入らないようにしているだけではなく，脈絡膜実質，脈絡毛細血管板にも散在し，立体的な網工を構築することにより，正常な管腔と循環が維持されていると考えられている(図8)[5]．

検　査

脈絡膜の検査に関しては以下，蛍光眼底造影，OCT，OCTAの順に解説する．

蛍光眼底造影は従来フルオレセイン蛍光眼底造影(fluorescein angiography：FA)が主流であり，同時期に臨床応用が始まった網膜光凝固や糖尿病網膜症の病態理解の発展とともにさまざまな知見が得られた．FAにおける脈絡膜研究としてはHayrehがサル眼において初めて脈絡膜の小葉構造を報告しているが[6]，RPEの存在からFAで脈絡膜血管を詳細に観察するのは困難であった．その後，インドシアニングリーン蛍光眼底造影(indocyanine green angiography：ICGA)の登場により[7]，RPEの影響を受けず脈絡膜血管が観察可能となった．ICGAでは脈絡膜循環の経時的動

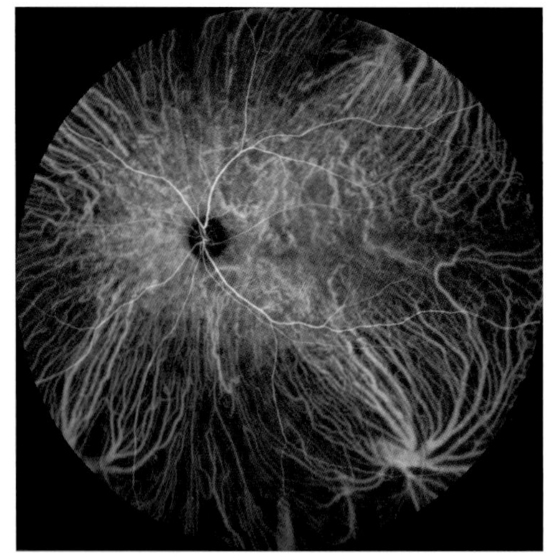

図 9. 広角 ICGA 撮影
HRA（Heidelberg retina angiograph）102°で撮影．脈絡膜血管の流入路と流出路は眼内で異なり，一度の撮影で収めるには広角による撮影が必要となる．

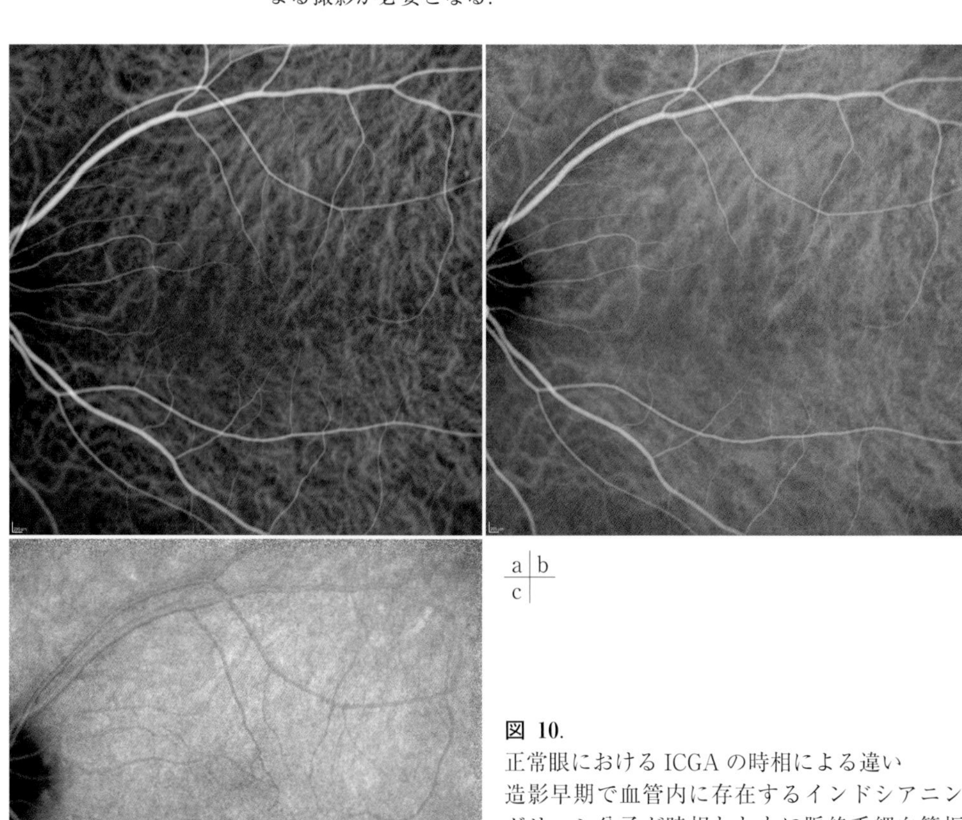

a｜b
c｜

図 10.
正常眼における ICGA の時相による違い
造影早期で血管内に存在するインドシアニングリーン分子が時相とともに脈絡毛細血管板の有窓構造から拡散し，後期相では脈絡膜血管は陰性蛍光を示している．
a：早期相．1 分 26 秒
b：中期相．6 分 14 秒
c：後期相．11 分 54 秒

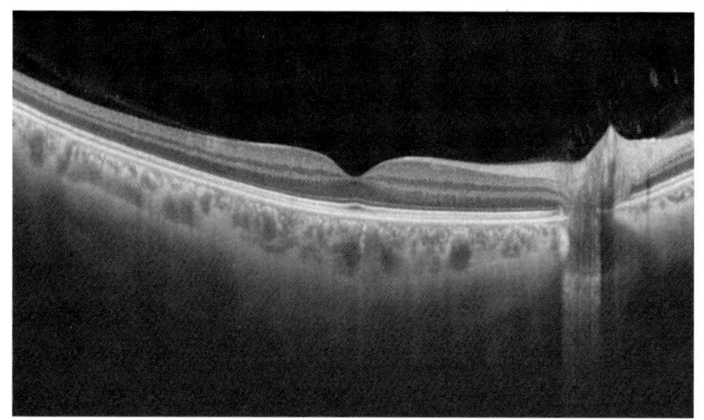

図 11. 正常眼のSS(swept source)-OCT
高侵達で脈絡膜全層を明瞭に観察することができる.

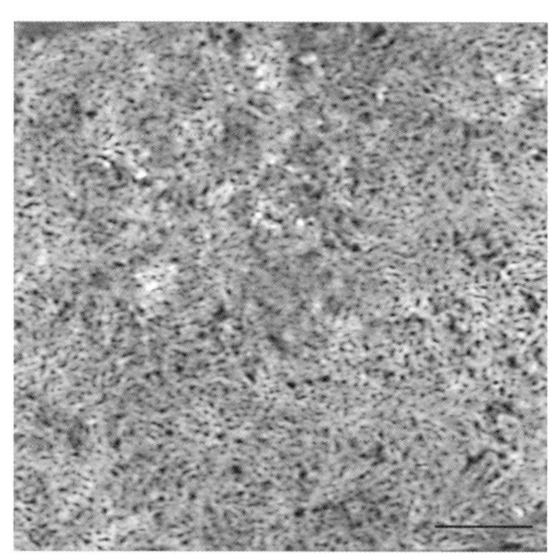

図 12. OCTAにおける加算平均画像
OCTA画像の加算平均処理により，電子顕微鏡でみられる脈絡毛細血管板の小葉構造と同様の高画質な画像を得ることができる.
(文献11より引用)

態が捉えられる一方，大血管層，中血管層，脈絡毛細血管板が二次元的に表現されるため，その読影に際しては注意が必要である．また，網膜循環が流入路，流出路が視神経乳頭で同一なのに対して，脈絡膜では流入路(SPCA，LPCA，ACA)と流出路(渦静脈)が異なり，ICGAで流出路を評価する際には広角での撮影が必要となる(図9)．前述のように，脈絡膜毛細血管板の有する有窓構造により，血漿成分が経時的に間質に拡散するため，時相の差によりインドシアニングリーン分子の血管内濃度と間質内濃度に差が生じることとなる．早期相で造影された脈絡膜中大血管は後期相においては陰性蛍光として観察される(図10)．

OCTによる脈絡膜観察はスペクトラルドメインOCTを用いたEnhanced Depth Imaging OCT法や高侵達OCTが登場したことで一気に普及し，その理解が飛躍的に進んだ(図11)．主に脈絡膜厚に関する報告が多くなされ，正常眼においては加齢や近視化により脈絡膜が菲薄化すること，日内変動が生じること等が示されている[8)～10)]．また，最近では脈絡膜厚だけでなく，その内部構造の質的評価に関する研究も精力的に行われている．

近年，OCTAが登場し，造影剤を用いることなく非侵襲的に網脈絡膜の血管構造が描出できるようになった．検査の原理の詳細は割愛するが，OCTAの最大の特徴は得られた画像をセグメン

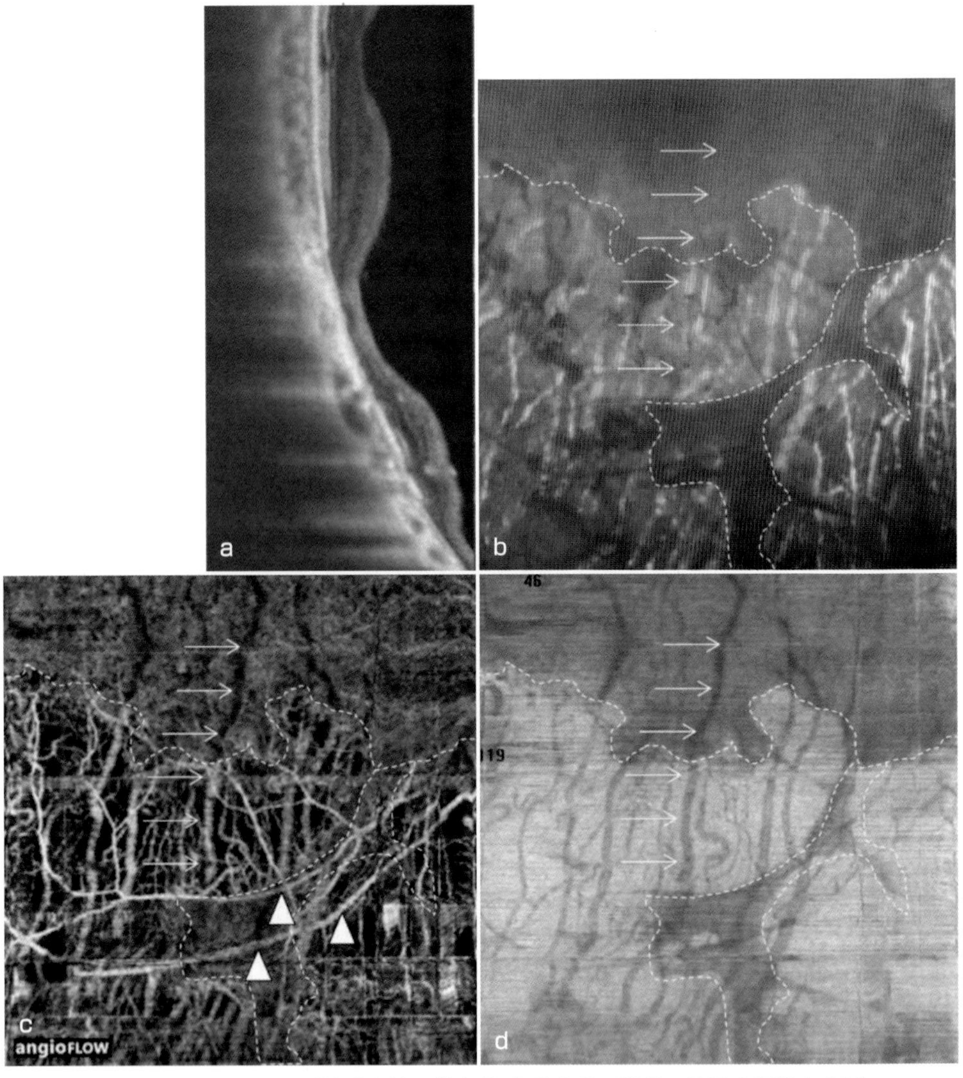

図 13. OCTA による脈絡膜血管の描出(汎網膜光凝固術後の糖尿病網膜症症例)
a：SS-OCT による垂直 B scan 画像, 中心窩下方において網膜光凝固による網脈絡膜萎縮がみられる.
b：カラー眼底写真. 破線で囲まれた部分が網膜光凝固による網脈絡膜萎縮部位. 白矢印は RPE 萎縮部位と正常部位を横切る脈絡膜血管
c：脈絡膜血管(白矢印)は RPE 萎縮部位では白色, 正常部位では黒色に描出される. 白矢頭は projection artifact による網膜表層血管の写り込み
d：en-face OCT 画像. RPE 萎縮部位と正常部位の双方で脈絡膜血管は低輝度に描出される(白矢印).

(文献 12 より引用)

テーションすることで層別の血管構造を評価できる点が, 蛍光眼底造影との大きな違いである. 脈絡膜に関しては脈絡毛細血管板の描出も可能であるが, 小葉構造自体の描出は困難であり, 血流シグナルが検出されない部位(flow void)の評価にとどまっていた. しかし, 最近は OCTA に加算平均の手法を用い, より詳細な構造も捉えることが可能となってきている[11](図 12). しかし, より深部の脈絡膜中大血管に関しては, 機器のセグメンテーションを移動させることは可能ではあるが, RPE による入射光減弱のため, RPE 萎縮等がない限りはそのシグナルを明瞭に描出することは困難である[12](図 13). 検査機器自体の改良は現在も進行中であり, より広範囲に, そしてより高精細な

画像の取得が可能になってきており，脈絡膜に関しても今後さらなる報告がなされるのを待ちたい．

文　献

1) Olver JM：Functional anatomy of the choroidal circulation：methyl methacrylate casting of human choroid. Eye(Lond), **4**(Pt 2)：262-272, 1990.
2) Yoneya S, Tso MO, Shimizu K：Patterns of the choriocapillaris. A method to study the choroidal vasculature of the enucleated human eye. Int Ophthalmol, **6**(2)：95-99, 1983.
3) Yoneya S, Tso MO：Angioarchitecture of the human choroid. Arch Ophthalmol, **105**(5)：681-687, 1987.
Summary　走査電子顕微鏡を用いて脈絡毛細血管板を詳細に検討した文献．
4) 松尾信彦：脈絡膜循環の特異性．日眼会誌，**84**：2147-2206，1980.
5) 松坂利彦：脈絡膜メラニン細胞とその組織構築．月刊細胞，**15**：490-494，1983.
6) Hayreh SS：The choriocapillaris. Albrecht Von Graefes Arch Klin Exp Ophthalmol, **192**(3)：165-179, 1974.
7) Flower RW, Hochheimer BF：A clinical technique and apparatus for simultaneous angiography of the separate retinal and choroidal circulations. Invest Ophthalmol, **12**(4)：248-261, 1973.
8) Margolis R, Spaide RF：A pilot study of enhanced depth imaging optical coherence tomography of the choroid in normal eyes. Am J Ophthalmol, **147**(5)：811-815, 2009.
9) Fujiwara T, Imamura Y, Margolis R, et al：Enhanced depth imaging optical coherence tomography of the choroid in highly myopic eyes. Am J Ophthalmol, **148**(3)：445-450, 2009.
10) Tan CS, Ouyang Y, Ruiz H, et al：Diurnal variation of choroidal thickness in normal, healthy subjects measured by spectral domain optical coherence tomography. Invest Ophthalmol Vis Sci, **53**(1)：261-266, 2012.
11) Uji A, Balasubramanian S, Lei J, et al：Choriocapillaris imaging using multiple en face optical coherence tomography angiography image averaging. JAMA Ophthalmol, **135**(11)：1197-1204, 2017.
12) Maruko I, Koizumi H, Sawaguchi S, et al：Choroidal blood vessels in retinal pigment epithelial atrophy using optical coherence tomography angiography. Retin Cases Brief Rep, **13**(1)：88-93, 2019.

MB OCULI. No. 92：10－15, 2020

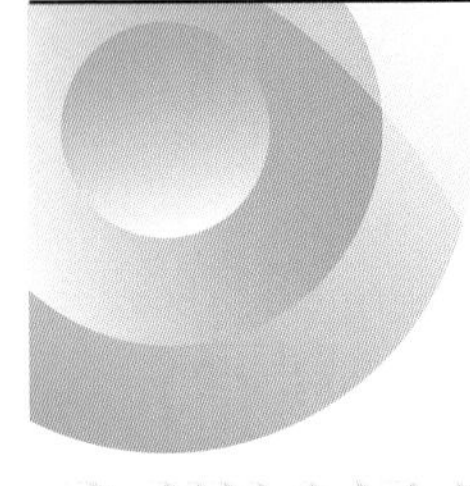

特集／再考！脈絡膜疾患診療

高血圧網脈絡膜症と uveal effusion

喜田照代*

Key Words： 高血圧網膜症(hypertensive retinopathy)，高血圧脈絡膜症(hypertensive choroidopathy)，uveal effusion，脈絡膜厚(choroidal thickness)

Abstract：脈絡膜は眼球血流全体の80～90%を占め，網膜の代謝や免疫機能を担う重要な組織である．網膜の内層の2/3は網膜中心動脈支配であるが，脈絡膜循環は長後毛様動脈および短後毛様動脈に依存しており，これらの動脈は視細胞を含む網膜外層を栄養するため，視力にも影響を及ぼす．今回のメインテーマは「再考！脈絡膜疾患診療」で，脈絡膜の重要性を考慮し，本稿では高血圧網脈絡膜症とその鑑別疾患の一つとなるuveal effusionについて再考した．高血圧網脈絡膜症では網膜出血，軟性白斑，硬性白斑，網膜浮腫，乳頭浮腫以外にElschnig斑，Siegrist線条，漿液性網膜剝離といった眼底所見が特徴的で，急性期では脈絡膜は厚くなり，高血圧の治療後，脈絡膜厚は減少する．Uveal effusionは，強膜の肥厚により渦静脈が圧迫され，脈絡膜循環障害をきたすことで発症するとされている滲出性網膜剝離で，脈絡膜は肥厚する．

高血圧網脈絡膜症

脈絡膜は眼球血流全体の80～90%を占め，網膜の代謝や免疫機能を担う重要な組織で，また，近年，脈絡膜が屈折や調節にも関与しているといわれている．網膜の内層の2/3は網膜中心動脈支配であるが，脈絡膜循環は長後毛様動脈および短後毛様動脈に依存しており，これらの動脈は視細胞を含む網膜外層を栄養するため，視力にも影響を及ぼす．高血圧により網膜中心動脈圧が上昇すると網膜の自己調節能(autoregulation)が障害され，高血圧網脈絡膜症を発症する．

高血圧網脈絡膜症は，本態性高血圧や腎性高血圧，妊娠中毒症，褐色細胞腫等による急激な血圧上昇あるいは持続した高血圧に伴い発症する．広義の高血圧網膜症(hypertensive retinopathy)は，高血圧脈絡膜症(hypertensive choroidopathy)，高血圧網膜症(狭義)，高血圧性視神経乳頭浮腫に分類される[1)2)]．一般に，高血圧に伴う眼底所見は，高血圧眼底と高血圧網膜症に分けて論じることが多い．健康診断の普及により早期に高血圧が発見され治療されることが多くなっているので，一昔前のような重篤な高血圧性網膜症は減少していると思われる．しかし，日常臨床では未だに無治療の重症高血圧患者で高血圧網膜症をきたしている症例に遭遇することがある．

高血圧網膜症は，高血圧の種類や病型を問わず，収縮期血圧が200 mmHgを超えるような重症例でみられる網膜循環障害で，血圧が200 mmHgもない状態でも急激な血圧上昇があった場合には発症する[3)]．網膜出血，軟性白斑，硬性白斑，網膜浮腫，乳頭浮腫等を認める．網膜では血流を一定に維持しようとする自己調節能があるため，高血圧によって網膜中心動脈圧が上昇すると，その網膜内分枝である網膜血管は限局性あるいはびまん性に血管収縮をきたす．また，持続する高血圧

* Teruyo KIDA，〒569-8686　高槻市大学町2-7　大阪医科大学眼科学教室，診療准教授

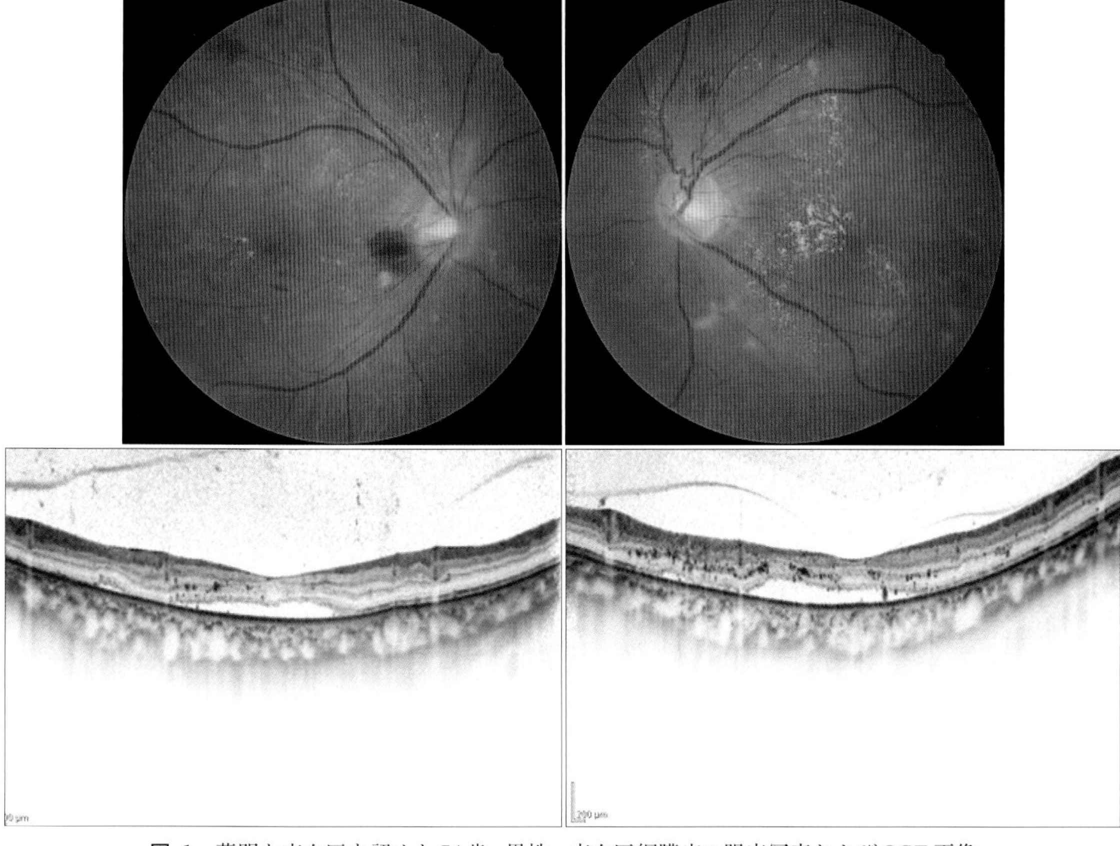

図 1. 著明な高血圧を認めた54歳，男性．高血圧網膜症の眼底写真およびOCT画像
左半身の運動障害と構音障害を認め当院へ救急搬送，初診時血圧は267/170 mmHgであった．頭部CT・MRIで左内包後脚に梗塞巣および橋～中脳に出血がみられた．視力は両眼とも1.0と良好であったが，OCT検査で漿液性網膜剝離がみられた．

により内血液網膜関門である網膜血管内皮のバリア機能が破綻すると血漿成分が血管外に漏出して網膜浮腫を生じ，さらに赤血球の漏出により斑状，火焰状の網膜出血を生じる．さらに網膜浮腫が吸収される過程で血漿中の脂質や蛋白が漏出することで硬性白斑が生じる．黄斑部では視細胞の軸索からなる外網状層が放射状配列(Henle線維層)をとるため，硬性白斑は星芒状白斑となる．高血圧に伴う血管攣縮で毛細血管が閉塞すると，微小循環レベルでの虚血が生じて，神経線維層で軸索流の停滞をきたし，その結果軟性白斑が生じる．

高血圧脈絡膜症は，高血圧により急激に脈絡膜毛細血管板の虚血が生じる病態で，高血圧網膜症と併発して多彩な眼底所見を呈する[4]．高血圧の治療・コントロールが第一である．脈絡膜循環障害は，血圧上昇により脈絡膜血管がフィブリノイド壊死を起こし，脈絡膜毛細血管板が閉塞することにより生じると考えられている．眼科医だけでなく内科や脳外科医，産婦人科医等による全身管理が不可欠である．

高血圧脈絡膜症の特徴的な眼底所見として，Elschnig斑，Siegrist線条，漿液性網膜剝離が挙げられる(図1～3)[5]．網膜出血や綿花様白斑，視神経乳頭浮腫等の高血圧網膜症所見に伴い，程度はさまざまである．Elschnig斑は急性期にみられる網膜深層の小さな黄色斑で，脈絡膜毛細血管板の閉塞により網膜色素上皮が壊死を起こしたものといわれている．Elschnig斑が瘢痕化すると色素の集積や脱失を伴う網脈絡膜萎縮になる(図4)．Siegrist線条は，脈絡膜毛細血管板の循環障害により脈絡膜血管に沿って色素集積が線状にみられるものであるが稀な所見である．漿液性網膜剝離は，急性期に網膜色素上皮障害により外血液網膜柵が破綻し，脈絡膜血管の透過性亢進により生じ

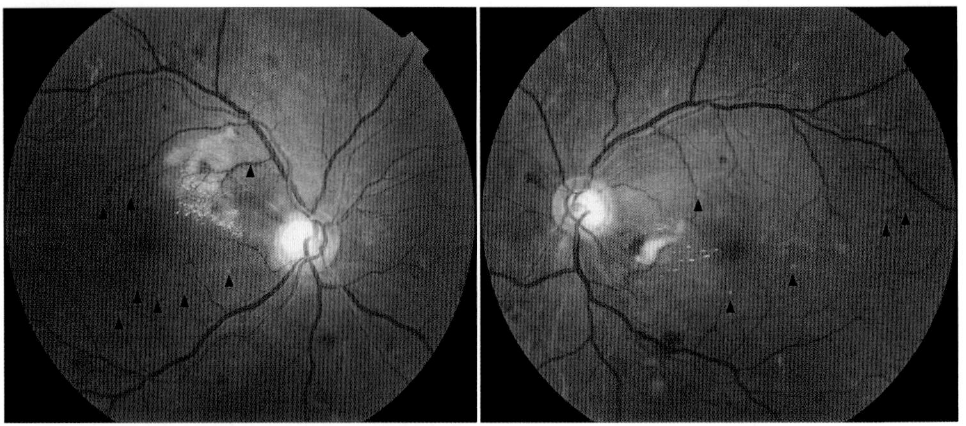

図 2. 50歳，男性．高血圧脈絡膜症を呈した眼底写真
両眼に高血圧網膜症による網膜出血や軟性白斑に加え，Elschnig 斑(黒矢頭)がみられる．

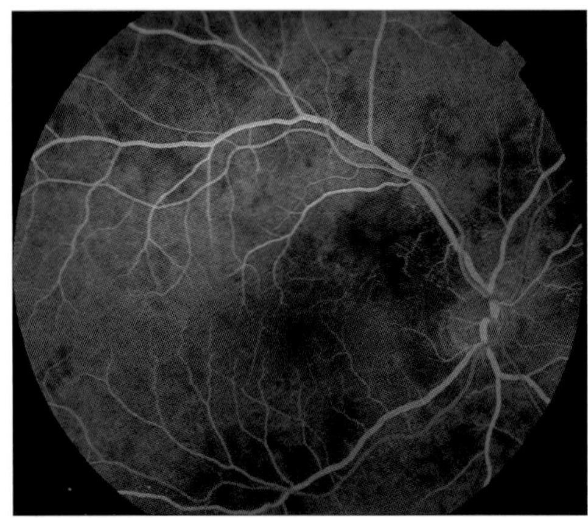

図 3. 図2のフルオレセイン蛍光眼底(FA)写真(32秒)．
初期で脈絡膜脈絡膜充盈遅延による低蛍光がみられる．

る[1]．血圧のコントロールに伴い消退する．さらに，漿液性網膜剝離により網膜外層に変化を及ぼすと視力が回復しないことがある．

問診や眼底所見より高血圧脈絡膜症が疑われた場合はまず血圧測定が重要である．光干渉断層計(OCT)検査は漿液性網膜剝離の有無をチェックするのに非侵襲的で有用である．悪性高血圧等の異常に高い血圧状態や脳出血を伴っている場合，眼科より全身的な治療が最優先されるが，フルオレセイン蛍光眼底撮影検査(FA)を施行すると，初期での脈絡膜充盈遅延による低蛍光や，後期での網膜下への蛍光漏出がみられる．インドシアニ

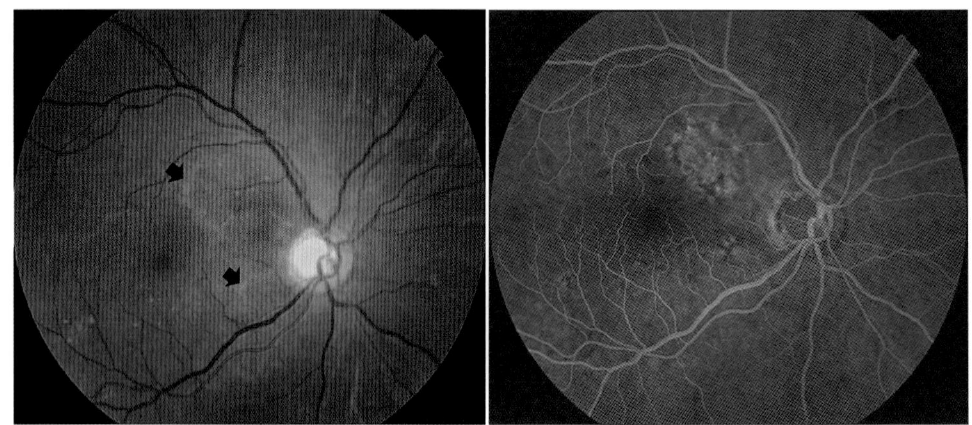

図 4. 図2の症例の9年後の眼底写真とそのときのFA写真(8分)
Elschnig 斑が瘢痕化し，色素の集積や脱失を伴う網脈絡膜萎縮になっている(黒矢印)．

ングリーン蛍光眼底検査(IA)でも脈絡膜の循環障害がみられる．近年OCT angiographyの発展により，wide-field swept-source OCT angiographyではIAで低蛍光を示す部位に一致してflow voidがみられ，造影検査をしなくても脈絡膜循環の状態を把握することが可能になっている[6]．また，高血圧網膜症の急性期では黄斑部の脈絡膜血流と中心脈絡膜厚は増加し，高血圧の治療後減少すると報告されている[7]．ちなみに，高血圧網膜症を発症していない高血圧患者の黄斑部の脈絡膜厚は，spectral domain OCTのEDI-OCTによる測定では健常者に比べ減少しており[8]，また，高血圧を有していなくても，一般に脈絡膜厚や脈絡膜の管腔・間質面積は加齢によりさらに減少する[9][10]と報告されている．高血圧患者では網膜中心静脈閉塞症(CRVO)を発症することがあり，黄斑浮腫を合併すると視力障害を生じる．そのため，黄斑浮腫に対して血管内皮増殖因子(VEGF)阻害薬の硝子体注射が第一選択であるが，高血圧を伴うCRVOでは非高血圧患者に対し脈絡膜厚は薄く，抗VEGF療法を繰り返し施行するにつれ視力は改善する一方で脈絡膜は薄くなる[11]．

鑑別診断としては，視野障害や頭痛で受診すること，視神経乳頭浮腫を呈することもあるため，視神経疾患や頭蓋内圧亢進によるうっ血乳頭等との鑑別を要するが，高血圧脈絡膜症は通常両眼性で，網膜出血や軟性白斑等，高血圧網膜症でみられる所見を伴うことが多い．また，漿液性網膜剝離を生じるため，多発性後極部網膜色素上皮症(MPPE)やuveal effusion等との鑑別が必要になることもあるが，血圧測定やFAによる脈絡膜充盈遅延や欠損の所見で鑑別可能である．

高血圧脈絡膜症は，血圧測定がまず鑑別診断の決め手となり，高血圧網膜症所見が眼底にみられる．

Uveal effusion

Uveal effusionは，強膜の肥厚により渦静脈が圧迫され，脈絡膜循環障害をきたすことで発症するとされている滲出性網膜剝離である．1963年にSchepensらにより報告された疾患で，可動性の高い網膜下液と周辺部脈絡膜剝離を特徴とする非裂孔原性網膜剝離である[12]．中年の男性に好発し，通常時期を異にして両眼性に発症する．脳脊髄液中の総蛋白の上昇をみることがある．初期病変として，全周にわたる脈絡膜剝離を認めることが多く，その後広範囲に非裂孔原性網膜剝離を生じる．網膜下液は蛋白濃度が高いため，頭位の変化に伴って移動するのが特徴的で，座位では下方，仰臥位では後極部が胞状となる．前房内に炎症所見は認めないが，硝子体腔内には少数の細胞を認めることがある．Gassらはその病態について強膜の肥厚による経強膜的な蛋白拡散障害が原因で，脈絡膜内に組織液が貯留し，二次的に滲出性網膜剝離が発症すると考えた[13]．強膜が主病因であるとの仮説に基づき考案された強膜開窓術は，その後多くの追試により有効性が認められ，現在ではuveal effusion治療の第一選択となっている．ただし，強膜開窓術は術後の瘢痕形成により再発を繰り返すのが問題点とされている．以前に我々の教室からも強膜開窓部位の瘢痕癒着により再発を繰り返した難治性uveal effusionの1例に対し，術後の瘢痕癒着目的で羊膜パッチを併用し，ようやく治癒した症例を報告している[14]．Uveal effusionは小眼球や強膜肥厚の有無により3型に分類されている．小眼球および強膜肥厚を伴うものを1型，小眼球ではないが強膜肥厚がみられるものを2型，小眼球も強膜肥厚もみられないものを3型という．一般に，1型と2型は強膜開窓術が有

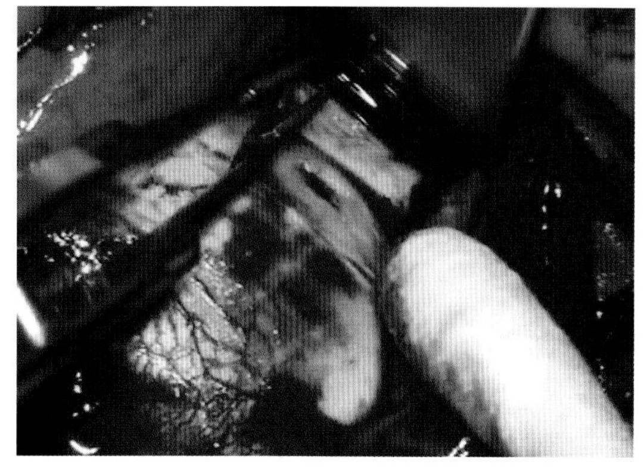

図 5. 強膜開窓術

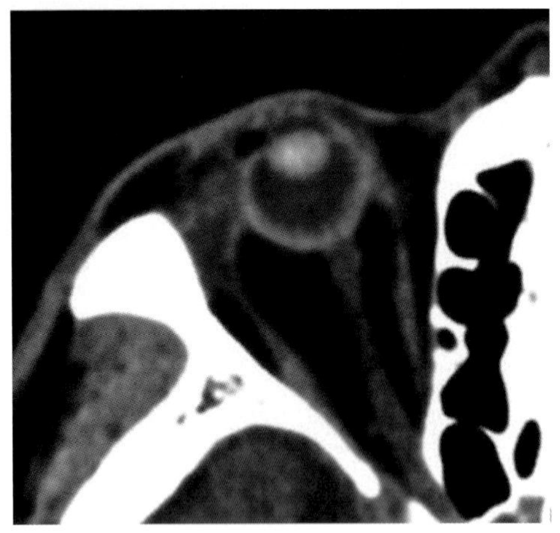

図 6. 眼窩部の CT 画像
強膜の肥厚がみられる.

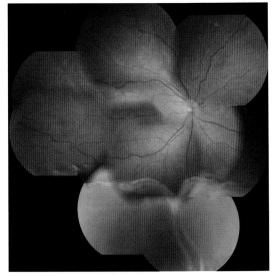

図 7. 42 歳，男性．Uveal effusion の眼底写真
非裂孔原性網膜剝離がみられた.

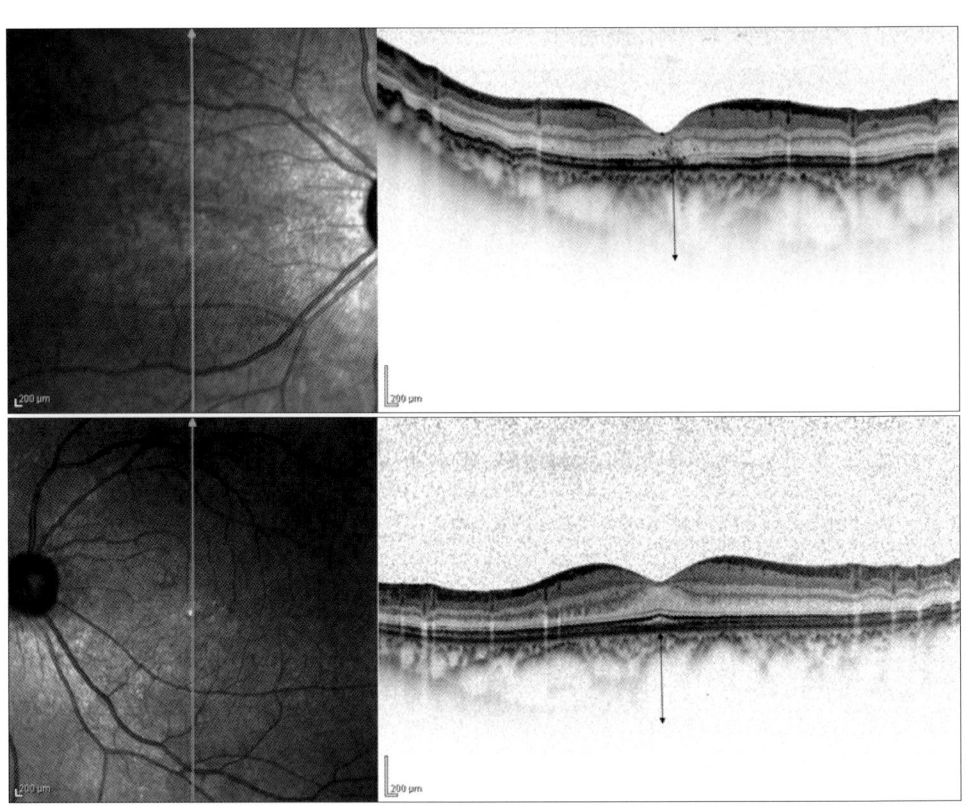

図 8. 45 歳，男性．Uveal effusion の術前 EDI-OCT 画像
黄斑部の脈絡膜は厚かった.

効といわれている.

日常臨床では，真性小眼球に伴う uveal effusion が多い[15]．両眼の高度の遠視を認め，前房は極度に浅い．肥厚した強膜により渦静脈を圧迫され，循環障害をきたすことが一因と考えられている．このような症例では，強膜開窓術(図 5)が奏効することが多い．また，真性小眼球では，眼窩部の CT や MRI 検査で肥厚した強膜を描出するこ

とができ，診断に有用である(図6)．超音波Bモード検査では，小眼球が描出できる．一方，あまり小眼球でない眼にもuveal effusionが生じることがあるが，極めて稀である．図7，8は当院で経験した42歳男性の小眼球ではないuveal effusionで，EDI-OCTでは術前，黄斑部の脈絡膜は厚かった．Uveal effusionは，滲出性網膜剝離をきたす疾患との鑑別が重要であるが，特にMPPEとの鑑別が難しいことがある．FAでは脈絡膜から網膜下腔への蛍光漏出は通常認めないが，陳旧例では網膜色素上皮の色調のムラにより，leopard-spot-patternを呈し，これは血管アーケード周囲から周辺部に認めることが多い．

文　献

1）Tso MO, Jampol LM：Pathophysiology of hypertensive retinopathy. Ophthalmology, **89**：1132-1145, 1982.

2）飯島裕幸：高血圧性眼疾患の血圧管理．眼科，**59**(13)：1561-1565，2017.
Summary　高血圧に関する眼底疾患についての非常にわかりやすい総説でおすすめです．

3）吉本弘志：高血圧網膜症．日本臨床，**62**(3)：381-385，2004.
Summary　さまざまな高血圧網膜症の眼底写真も掲載されている総説でおすすめです．

4）Verstappen M, Draganova D, Judice L, et al：Hypertensive choroidopathy revealing malignant hypertension in a young patient. Retina, **39**：e12-e13, 2019.

5）Abbassi S, Thinda S, Morse LS：Hypertensive retinopathy, choroidopathy, and optic neuropathy. JAMA Ophthalmol, **133**：e151494, 2015.
Summary　1枚の眼底写真に高血圧網脈絡膜症に関する眼底所見がほぼすべて示されており必見です．

6）Rezkallah A, Kodjikian L, Abukhashabah A, et al：Hypertensive choroidopathy：Multimodal imaging and the contribution of wide-field swept-source oct-angiography. Am J Ophthalmol Case Rep, **13**：131-135, 2019.

7）Saito M, Noda K, Saito W, et al：Increased choroidal blood flow and choroidal thickness in patients with hypertensive chorioretinopathy. Graefe Arch Clin Exp Ophthalmol, **258**：233-240, 2020.

8）Akay F, Gundogan FC, Yolcu U, et al：Retinal structural changes in systemic arterial hypertension：an OCT study. Eur J Ophthalmol, **26**：436-441, 2016.

9）Ooto S, Hangai M, Yoshimura N：Effects of sex and age on the normal retinal and choroidal structures on optical coherence tomography. Curr Eye Res, **40**：213-225, 2015.

10）Sonoda S, Sakamoto T, Yamashita T, et al：Luminal and stromal areas of choroid determined by binarization method of optical coherence tomographic images. Am J Ophthalmol, **159**：1123-1131, e1121, 2015.

11）Kida T, Osuka S, Fukumoto M, et al：Long-term follow-up changes of central choroidal thickness thinning after repeated anti-VEGF therapy injections in patients with central retinal vein occlusion-related macular edema with systemic hypertension. Ophthalmologica, **243**：102-109, 2020.

12）Schepens CL, Brockhurst RJ：Uveal effusion. 1. Clinical picture. Arch Ophthalmol, **70**：189-201, 1963.

13）Gass JD, Jallow S：Idiopathic serous detachment of the choroid, ciliary body, and retina(uveal effusion syndrome). Ophthalmology, **89**：1018-1032, 1982.

14）戸成匡宏，植木麻理，岡本加苗ほか：羊膜パッチ併用強膜開窓術が奏効した難治性uveal effusionの1例．眼臨医，**99**(9)：736-739，2005.

15）池田恒彦：Uveal effusion．眼科プラクティス，**12**：202，2006.

BAUSCH + LOMB
See better. Live better.

加齢にともなうリスクに
確かな研究成果で立ち向かう。

異国の寺院の凛とした佇まいに、思わず背筋が伸びる。
時を超えて残るものの持つ美しさを眼に留めたい——。

歴史と旅好きの衰えない好奇心、それを支える心身の健康には
日々の食事が肝要です。医師とも相談しながら、
年齢に応じた食生活と必要な栄養素を見直しましょう。

オキュバイト プリザービジョン2は、確かな研究*からの知見の結晶です。
美しいものを見続けたい人のために。

*出典 The Age-Related Eye Disease Study 2. Research Group. Lutein + zeaxanthin and omega-3 fatty acids for age-related macular degeneration The Age-Related Eye Disease Study 2. Randomized Clinical Trial. JAMA. 2013 May 15; 309(19): 2005-2015

ルテイン・ゼアキサンチンと、
ビタミン、亜鉛のサプリメント

ボシュロム オキュバイト
プリザービジョン2

ボシュロム・ジャパン株式会社 本社・東京営業所：〒140-0013 東京都品川区南大井6-26-2 大森ベルポートB館 TEL：(03) 5763-3861（代） **www.ocuvite.jp**

2018年6月作成

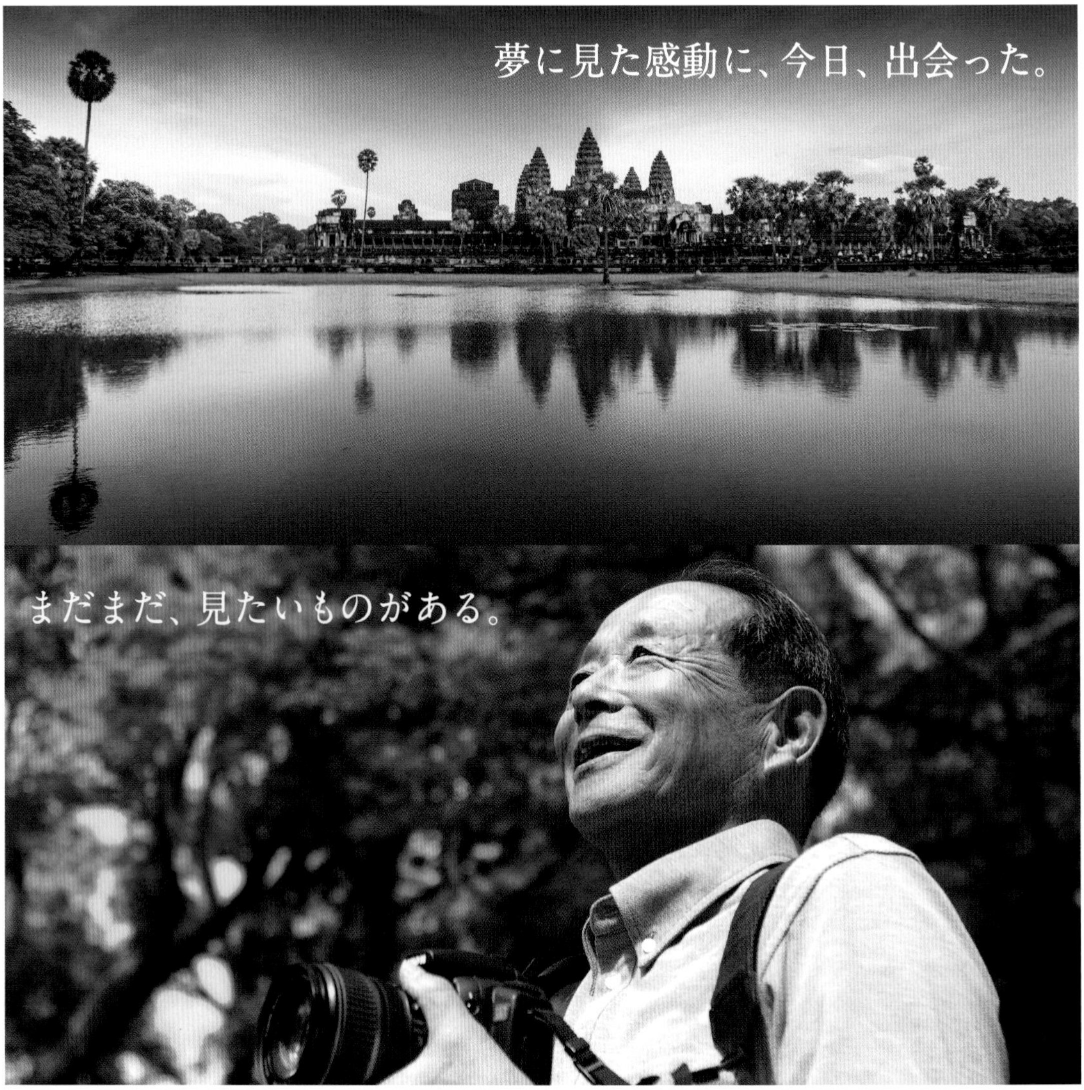

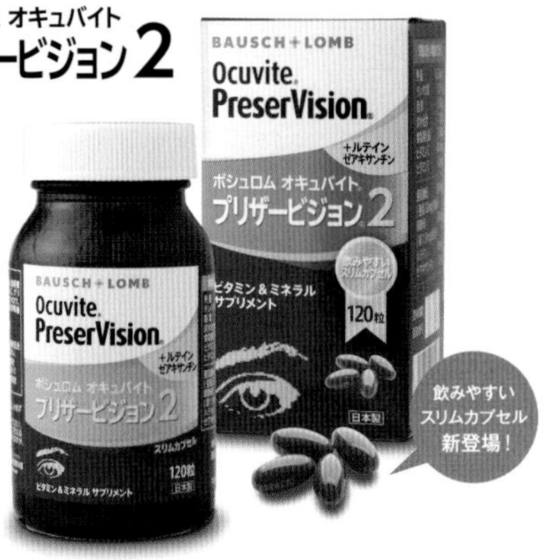

MB OCULI. No. 92：17－30, 2020

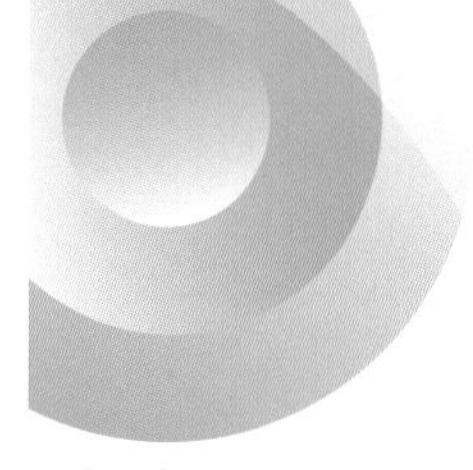

特集／再考！脈絡膜疾患診療

加齢黄斑変性

宮田　学*

Key Words： 加齢黄斑変性(age-related macular degeneration：AMD)，典型加齢黄斑変性(typical age-related macular degeneration：typical AMD)，ポリープ状脈絡膜血管症(polypoidal choroidal vasculopathy：PCV)，網膜内血管腫状増殖(retinal angiomatous proliferation：RAP)，抗 VEGF 療法(anti-VEGF therapy)，サプリメント(supplement)

Abstract： 加齢黄斑変性は，中心窩を中心とする直径 6,000 μm 以内の領域である黄斑部に 50 歳以上で病変が生じるものの総称であり，進行性の中心視機能障害を引き起こす．世界的に増加傾向にある．診断は，蛍光眼底造影や OCT，最近では OCT angiography 等の multimodal imaging を用いて行う．滲出型と萎縮型に分類され，滲出型はさらに，典型加齢黄斑変性，ポリープ状脈絡膜血管症，網膜内血管腫状増殖の 3 つのサブタイプに分けられる．萎縮型に対する有効な治療法は現時点ではないが，放置すれば急速に悪化する可能性の高い滲出型に対しては，抗 VEGF 薬硝子体注射や光線力学療法等が視機能低下の抑制に有効である．日本では治療指針が示されており，脈絡膜新生血管の部位やサブタイプに応じて治療法を選択する．さらに，軟性ドルーゼンの存在や反対眼に加齢黄斑変性を発症しているリスクのある眼の発症予防に，抗酸化ビタミンと亜鉛が有効であることも示されており，早期発見・早期治療が重要な疾患となってきた．

はじめに

加齢黄斑変性(age-related macular degeneration：AMD)は，50 歳以上の症例において，黄斑部(中心窩を中心とする直径 6,000 μm 以内の領域)に病変が生じるものの総称で，進行性の中心視機能障害を引き起こす[1)2)]．多因子疾患であり，加齢のみならず，遺伝や喫煙等の関与が報告されている．世界全体では，2020 年までに 2 億人，2040 年までに 2 億 9 千万人に達するといわれており，増加傾向にある[3)]．しかし，抗 VEGF 療法の出現により，滲出型 AMD の視機能低下リスクが低くなった．また，サプリメントの摂取により，リスクのある眼の発症を予防することも可能となった．AMD も早期発見・早期治療が重要な疾患となってきた．本稿では，AMD の診断や治療等について解説する．

* Manabu MIYATA，〒606-8507　京都市左京区聖護院川原町 54　京都大学大学院医学研究科眼科学教室，助教

診断・病型分類

診断は，フルオレセイン蛍光造影(fluorescein angiography：FA)，インドシアニングリーン蛍光造影(indocyanine green angiography：ICGA)，光干渉断層計(optical coherence tomography：OCT)等の multimodal imaging を用いて行う．最近では，OCT angiography が登場し，脈絡膜新生血管(choroidal neovascularization：CNV)を安全かつ簡便に検出することも可能となった．しかし，日本と欧米では AMD のとらえ方に差があり，病型分類も異なる．原因として，

表 1. 加齢黄斑変性の診断基準

年齢 50 歳以上の症例において，中心窩を中心とする直径 6,000 μm 以内の領域に以下の病変がみられる.

1. **前駆病変** 軟性ドルーゼン*1，網膜色素上皮異常*2が前駆病変として重要である.
2. **滲出型加齢黄斑変性** **主要所見**：以下の主要所見の少なくとも 1 つを満たすものを確診例とする. ①脈絡膜新生血管*3 ②漿液性網膜色素上皮剝離*4 ③出血性網膜色素上皮剝離*5 ④線維性瘢痕 **随伴所見**：以下の所見を伴うことが多い. ①滲出性変化：網膜下灰白色斑(網膜下フィブリン)，硬性白斑，網膜浮腫，漿液性網膜剝離 ②網膜または網膜下出血
3. **萎縮型加齢黄斑変性** 脈絡膜血管が透見できる網膜色素上皮の境界鮮明な地図状萎縮*6を伴う.
4. **除外規定** 近視，炎症性疾患，変性疾患，外傷等による病変を除外する.

*1：軟性ドルーゼンは直径 63 μm 以上のものが 1 個以上見られれば有意とする.
*2：網膜色素上皮異常とは網膜色素上皮の色素脱失，色素沈着，色素むら，小型の漿液性網膜色素上皮剝離(直径 1 乳頭径未満)を指す.
*3：脈絡膜新生血管は，検眼鏡所見または蛍光眼底造影によって診断する.
検眼鏡所見として，網膜下に灰白色または橙赤色隆起病巣を認める.
蛍光眼底造影はフルオレセイン蛍光眼底造影またはインドシアニングリーン蛍光眼底造影所見に基づく.
*4：漿液性網膜色素上皮剝離は，直径 1 乳頭径以上のもので，脈絡膜新生血管を伴わないものも含める.
*5：出血性網膜色素上皮剝離は大きさを問わない.
*6：網膜色素上皮の地図状萎縮は大きさを問わない.

(文献 1 より引用改変)

その歴史の違いにあるのかもしれない．欧米では画像診断が発達する以前から AMD が失明原因として多かったこともあり，臨床像の観察や病理学的研究で病態が理解されていた．日本では近年増えてきたことで注目を集めるようになり，画像診断が発達する時期と重なっていたために，画像診断に重点が置かれるようになったと考えられる．日本では当たり前となっている ICGA は欧米ではほとんど行われていない．

1．日本における分類(表 1)

2008 年に厚生労働省網膜脈絡膜・視神経萎縮症調査研究班加齢黄斑変性診断基準作成ワーキンググループが作成した診断基準[1]が用いられることが多い．

a）前駆病変，加齢黄斑症(age-related maculopathy：ARM)

加齢に伴う黄斑部の異常を示すものである．狭義の ARM は AMD の前駆病変であり，AMD と区別されるが，広義の ARM は AMD を含む．軟性ドルーゼン(図 1)，網膜色素上皮異常が重要である．日本のコホート研究である Hisayama study では，50 歳以上で 17%であった[4]．

b）AMD

眼底に滲出性変化をきたす滲出型と地図状萎縮(geographic atrophy：GA)をきたす萎縮型に分類されるが，日本では AMD といえば，滲出型をさすことが多い．萎縮型は頻度が低く，十分に認識されていないことが原因と考えられる．日本人における AMD の有病率は，Hisayama study では，50 歳以上で 1%であった[4]．

(i) 滲出型 AMD(exudative AMD)[5]

CNV が原因で滲出性変化を示したものである．以下のように典型 AMD(typical AMD)，ポリープ状脈絡膜血管症(polypoidal choroidal vasculopathy：PCV)，網膜内血管腫状増殖(retinal angiomatous proliferation：RAP)の 3 つのサブタイプ

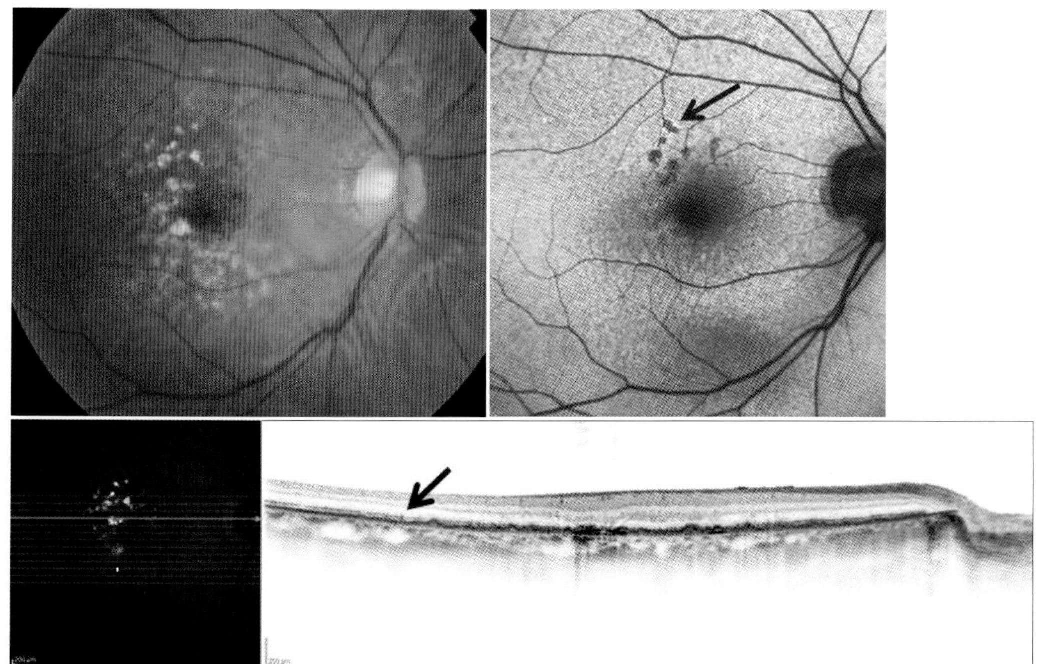

a | b
c

図 1. 種々のドルーゼン

74 歳，女性．右眼矯正視力 1.2

a：右眼カラー眼底．中心窩下方を中心に軟性ドルーゼン(soft drusen)，中心窩上方に金属様光沢をもった calcified drusen，その周辺側に reticular pseudodrusen を認める．

b：右眼自発蛍光眼底．中心窩上方に強い低蛍光巣(矢印)が散在．Calcified drusen は RPE 萎縮を伴うことが多い．また，reticular pseudodrusen の部位は軽い低蛍光が認められる．

c：右眼OCT．Calcified drusen 巣は高反射となる．Reticular pseudodrusen は三角帽子様の高反射が RPE 上に認められる(矢頭)．

に分け，診断・治療を行うが，明確に分類できない場合もある．

また，Gass は病理組織像から，CNV が網膜色素上皮(retinal pigment epithelium：RPE)より上か下かで分類しており，RPE を越えず脈絡膜側に存在するものを type 1 CNV，RPE より神経網膜側に存在するものを type 2 CNV とした[6]．病理学的研究では，type 1 CNV 単独が 15%，type 2 CNV 単独が 32%，混在が 48%であった[7]．実臨床では病理組織像は得られないので，OCT を用いて CNV の存在部位を判断することになる(図 2)．

(a) Typical AMD(図 3)：特殊型である PCV と RAP を除いたものである．しかし，長期に経過を見ていくと，ポリープ状病巣が CNV の末端に出現してくることもある(2 年で 28%)[8]．OCT の一般的な所見としては，type 1 CNV 上の RPE がなだらかな隆起をしており，CNV の下の Bruch 膜が直線状になるという所見が多い．この 2 つの高反射のラインとその間に中等度の高反射像(CNV)を認める所見を double-layer sign という．欧米では最も多いタイプである．

(b) PCV(図 4)：Yannuzzi によって最初に報告された[9]，ICGA による RPE 下の異常血管網とポリープ状病巣を特徴とする．比較的若年の男性に多い．検眼鏡的には橙赤色の隆起病巣を認める．OCT 所見としては，RPE の隆起の末端が急峻になっている．診断には ICGA が必要であるが，欧米ではほとんど行われておらず，正確に検出できていないこともあると考えられる．しかし，日本とフランスとの共同研究では，ICGA を使用しても日本人に PCV が多いことがわかった(48% vs 9%)[10]．治療によりポリープ状病巣が退縮するこ

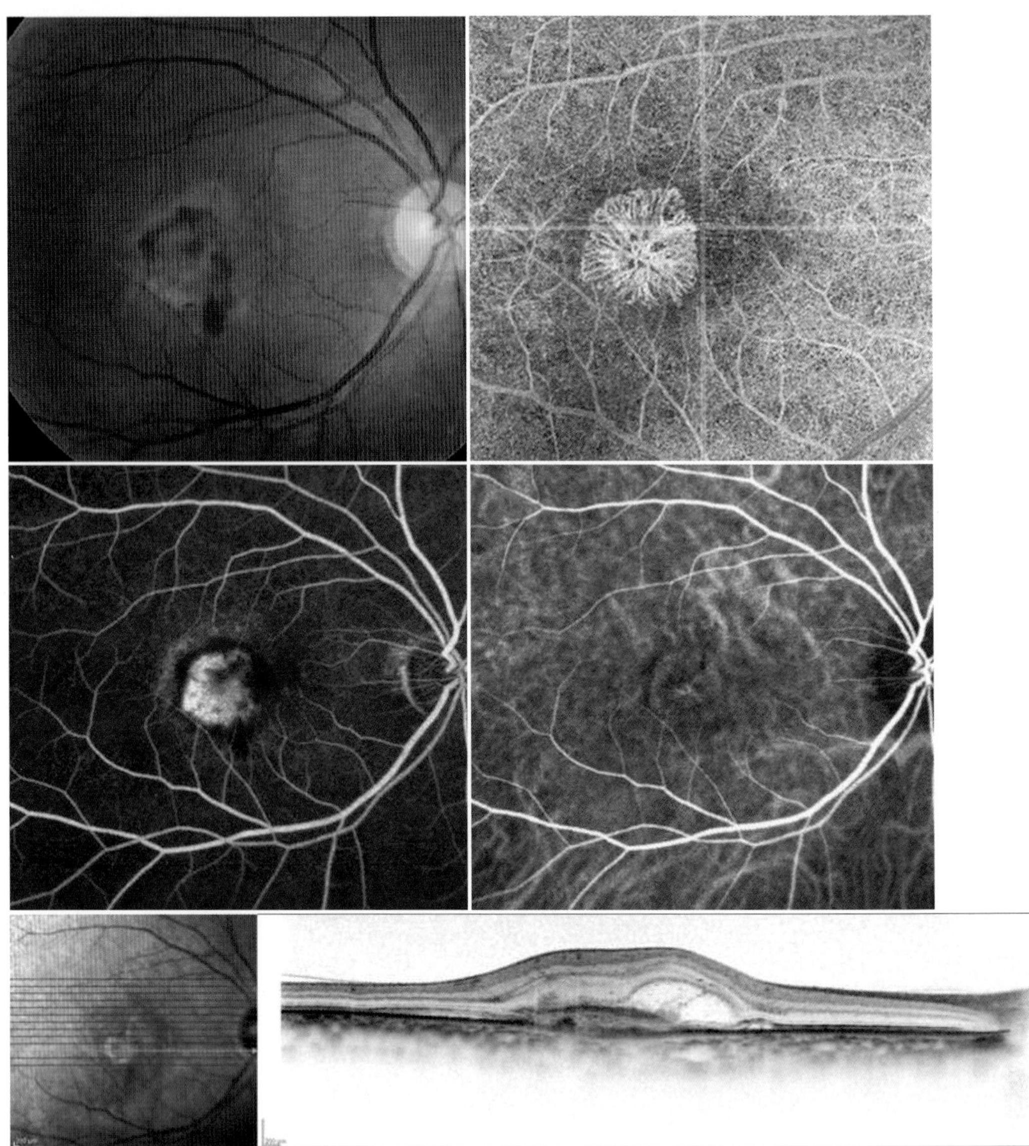

a | b
c | d
e

図 2. Type 2 CNV

71 歳，男性．右眼矯正視力 0.4

a：右眼カラー眼底．中心窩下に灰白色の CNV を認める．その周囲に網膜下出血を認める．

b：右眼 OCT angiography．Outer retina to choriocapillaris(ORCC)slab で，中心窩下に CNV を認める．血管構造が鮮明に確認できる．

c：右眼 FA 51 秒．早期から CNV からの漏出が確認できる．Classic CNV である．CNV 周囲の低蛍光は出血によるブロックが主体である．

d：右眼 ICGA 51 秒．FA より CNV の血管構造が鮮明に描出されている．

e：右眼 OCT 水平スキャン．RPE 上にある中等度の高反射像が CNV である．その鼻側には網膜浮腫があり，さらにその鼻側にはごく少量の漿液性網膜剥離を認める．

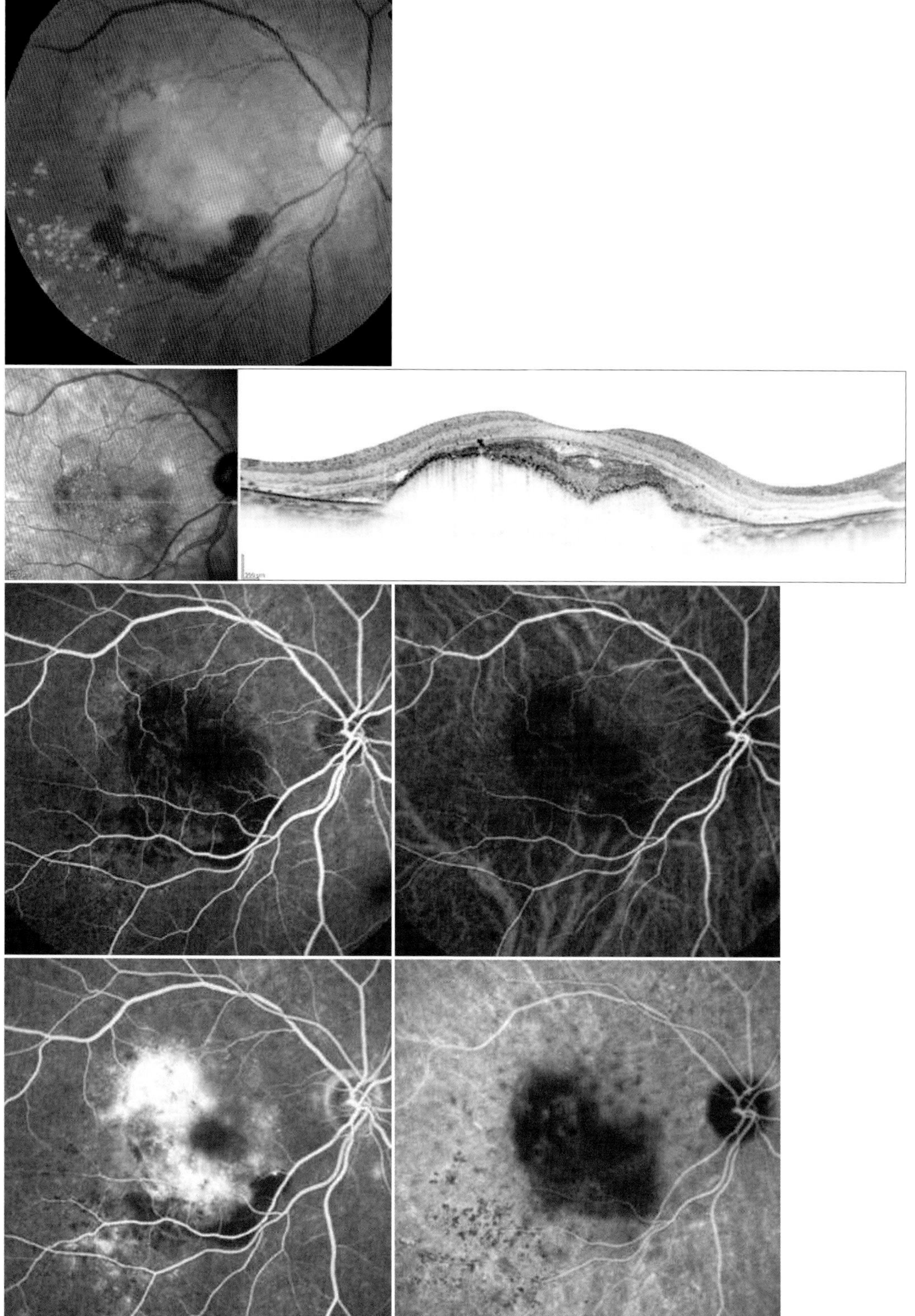

a
b
c d
e f

図 3. Typical AMD

85 歳，女性．右眼矯正視力 0.08

a：右眼カラー眼底．中心窩下に隆起病変を認め，その下方を中心に網膜下出血を認める．耳側には網膜血管より深層にある硬性白斑が散在している．

b：右眼 OCT 水平スキャン．中心窩下に fibrovascular PED を認める．網膜下には中等度反射の物質が認められる．古い滲出性変化と考えられる．

c，d：FA/ICGA 44 秒．FA 早期には中心窩は低蛍光であるが，その鼻側を中心に淡い過蛍光巣を認める．Occult CNV である．ICGA 早期には CNV 血管らしきものがうっすらとみえる．

e，f：FA/ICGA 10 分 4 秒．FA 後期には漏出が認められる．下方は網膜下出血によるブロックである．ICGA 後期には CNV が早期より明瞭に描出されている．

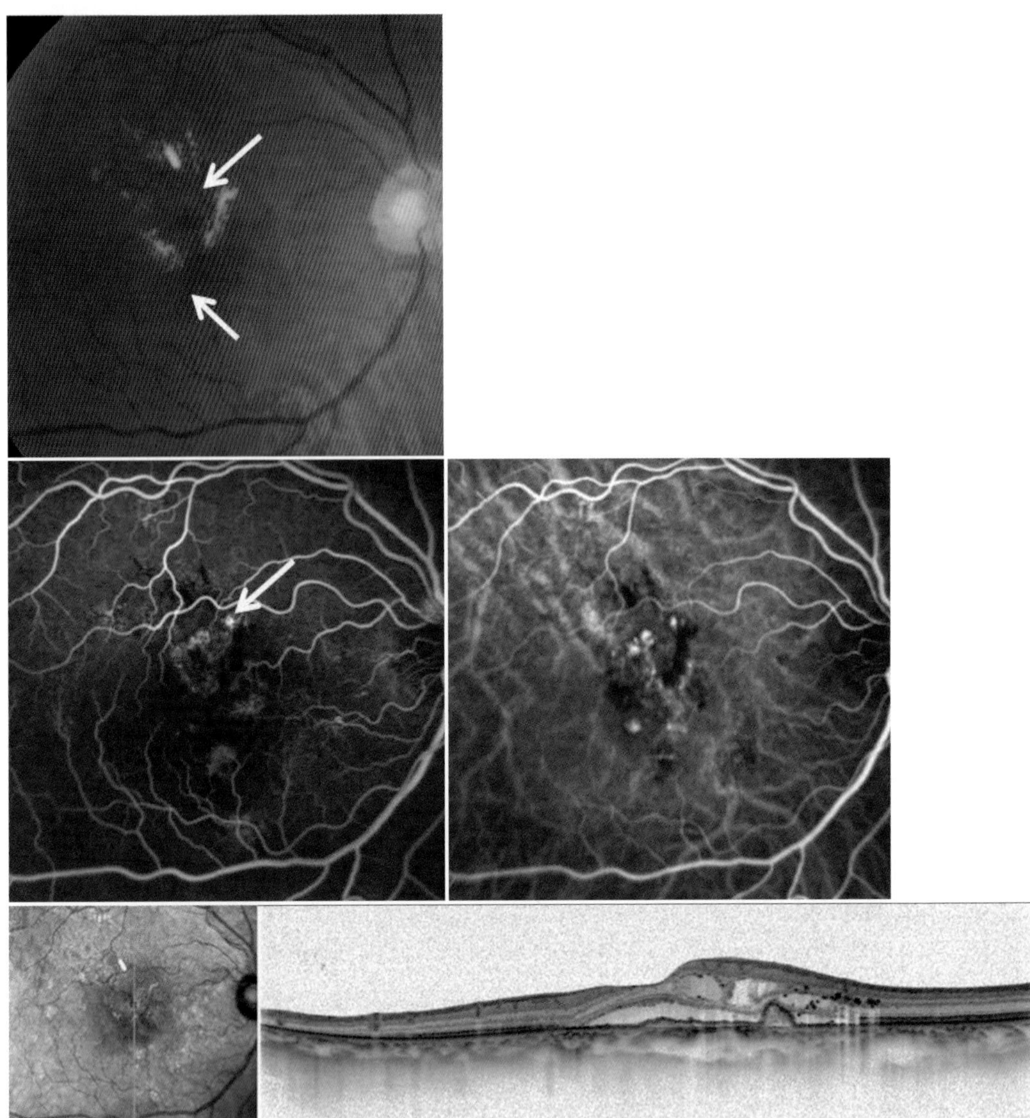

図 4. PCV

a
b | c
d

75歳，男性．右眼矯正視力 0.8

a：右眼カラー眼底．中心窩上方に硬性白斑散在．橙赤色病巣を認める(矢印)．

b：右眼 FA 1分11秒．過蛍光巣を複数箇所認める．特に上方の強い過蛍光巣(矢印)は FA では classic CNV となるが，たいてい RPE 下に存在するポリープ状病巣であり，type 1 CNV である．このように classic CNV = type 2 CNV ではないこともある．

c：右眼 ICGA 1分11秒．中心窩下に異常血管網を認め，その末端にポリープ状病巣を複数認める．PCV の診断には ICGA が必須である．

d：右眼 OCT 垂直スキャン．中心窩下から上方にかけて低い RPE の隆起が認められ，その末端に急峻な隆起病巣を認める．それぞれ異常血管網とポリープ状病巣に相当する．漿液性網膜剝離と囊胞様黄斑浮腫も認める．

ともあるため[11]，その時点でみると typical AMD となってしまう場合もある．発症部位により，黄斑型，乳頭型，周辺型に分類され，アジア人では黄斑型が多い．また，急激に大量の網膜下出血を生じることがあり(図5)，出血をコントロールできず，高眼圧で眼痛が持続し，失明に至ることもある．網膜下出血は，ポリープ状病巣が大きいと起こりやすく[12]，治療によりポリープ状病巣が退縮すると起こりにくくなる[13]．

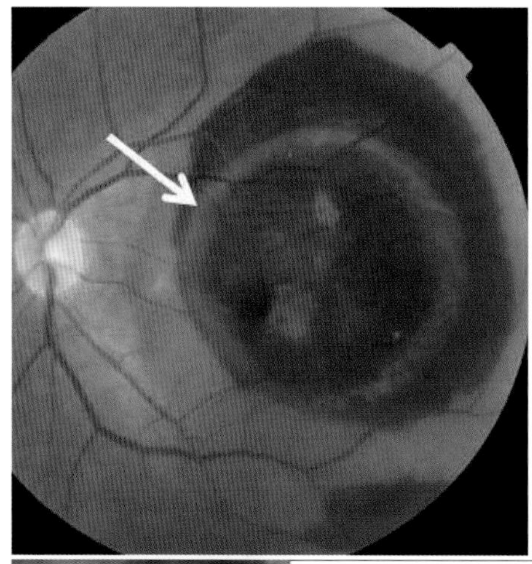

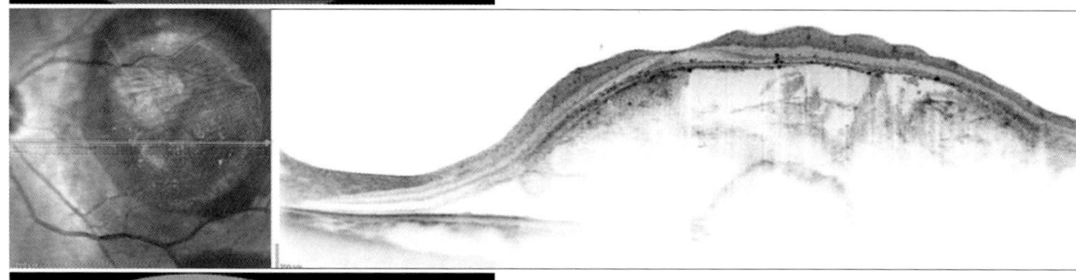

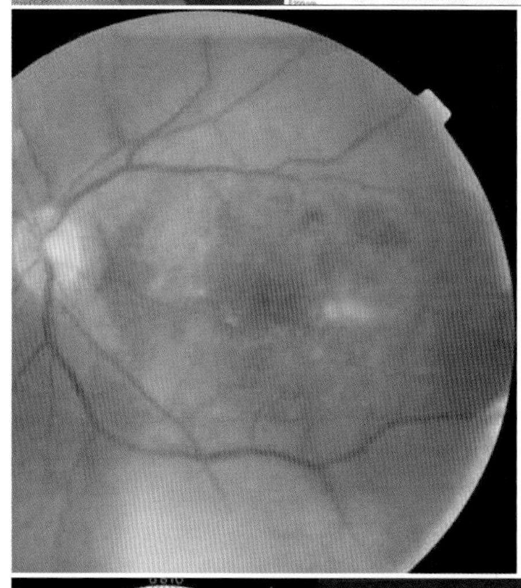

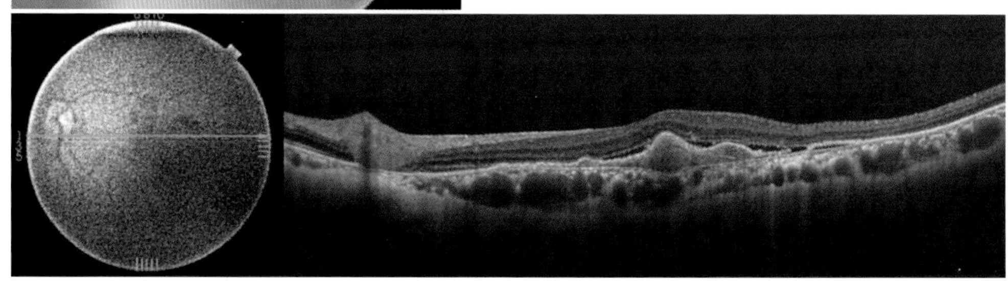

a
b
c
d

図 5. 黄斑下出血

64歳，女性．SF_6ガス注入単独では移動しなかった黄斑下血腫に対して，硝子体手術を行い，網膜下に t-PA と空気を注入した．術前の左眼矯正視力 0.15，手術 2 週後の左眼矯正視力 0.5

a：術前左眼カラー眼底．中心窩下を含めて，広範囲の網膜下出血を認める．リング状に白色（矢印）になっており，器質化しかけていると考えられる．

b：術前左眼 OCT 水平スキャン．丈の高い網膜下出血を認める．中心窩下や耳側の高反射な部位は器質化しかけている出血と考えられる．

c：手術翌日左眼カラー眼底．術前に存在した広範囲の網膜下出血は，黄斑にはほぼ認められない．

d：手術翌日 swept-source OCT 水平スキャン．黄斑下出血は消失している．少量の漿液性網膜剝離が残存もしくは出現している．中心窩下の CNV を認める．ちなみに，手術直後は眼底の透見性が悪いことがあり，swept-source OCT のほうが鮮明な画像を得られやすい．

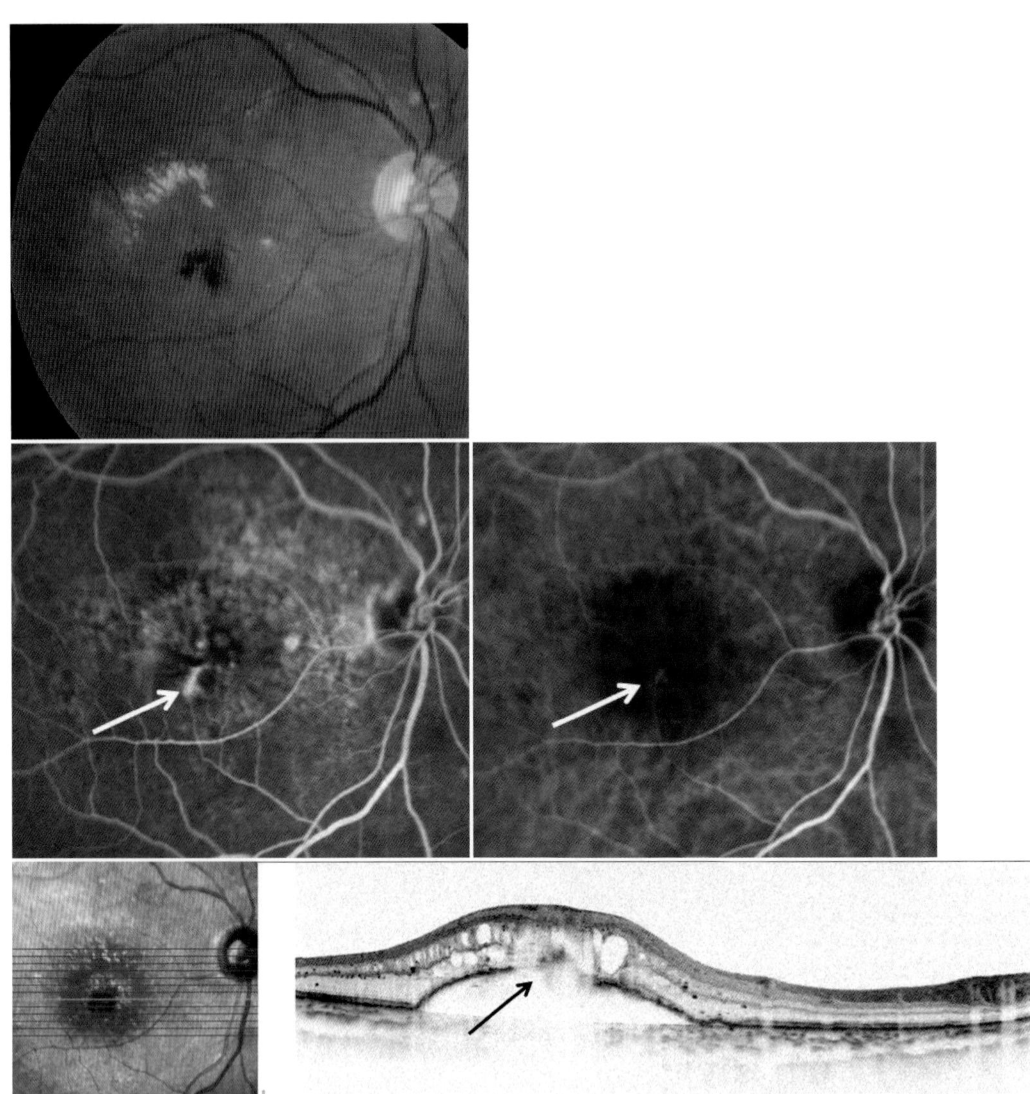

図 6. RAP

a | b | c | d

79歳，女性．右眼矯正視力0.3

a：右眼カラー眼底．中心窩周囲に網膜出血とその耳上側に硬性白斑を認める．ドルーゼンは散在している．

b：右眼FA 3分1秒．中心窩下方の強い過蛍光(矢印)は神経網膜内のneovascularizationと考えられる．その周囲の淡い過蛍光は囊胞様腔への蛍光色素貯留と考えられる．

c：右眼ICGA 3分1秒．網膜血管の先端にhot spot(矢印)を認める．網膜血管とneovascularizationとの吻合と考えられる．

d：右眼OCT．PEDの頂点の部位にRPEの断裂(矢印)を認め，神経網膜内の病変とRPE下の病変との交通があるようにみえる．これをbump signと呼ぶ．RAPに特徴的な所見である．また，神経網膜内には囊胞様腔を認める．

(c) RAP(図6)：Yannuziらによって提唱された疾患概念で[14]，新生血管が網膜血管由来のものである．しかし，Gassらはtype 1 CNVが先に発生して，その後に脈絡網膜吻合が生じると反論した[15]．その後，Freundらにより，新生血管の由来にかかわらず，神経網膜内で新生血管が生じたものをtype 3 neovascularizationとした[16]．これはGassの提唱したtype 1 CNVやtype 2 CNVとは異なるものである．高齢女性に多く，しばしば両眼に発症する．典型的には，ドルーゼンが多発し

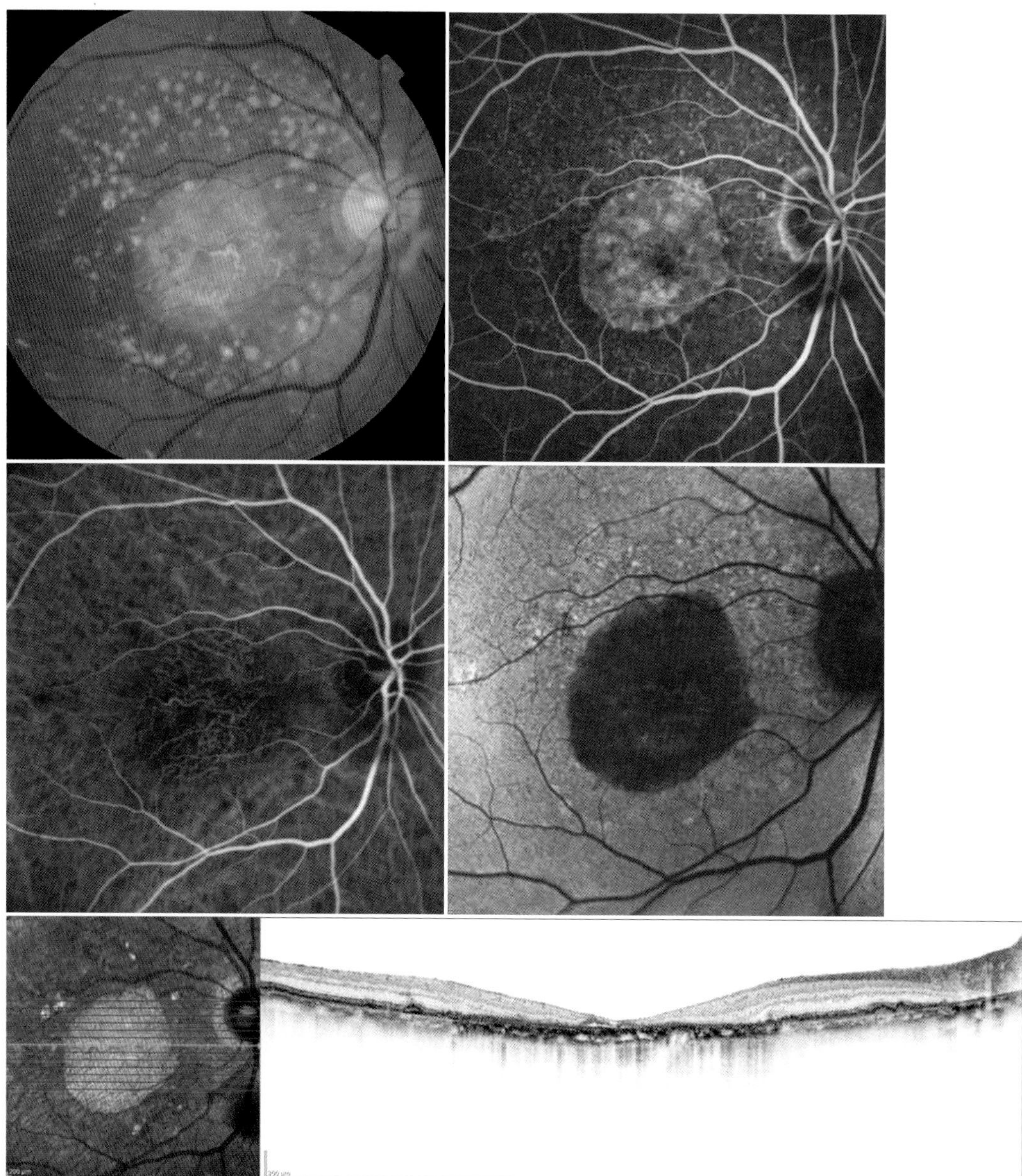

a	b
c	d
e	

図 7. 萎縮型 AMD

87 歳，男性．右眼矯正視力 0.15

a：右眼カラー眼底．中心窩を含む萎縮巣を認める．その周囲には多数の軟性ドルーゼンを認める．

b：右眼 FA 1 分 35 秒．萎縮巣は window defect による過蛍光を示す．軟性ドルーゼンは過蛍光を示す．

c：右眼 ICGA 1 分 35 秒．萎縮巣では脈絡膜血管が鮮明に確認できる．軟性ドルーゼンは低蛍光を示す．

d：右眼自発蛍光眼底．萎縮巣は強い低蛍光を示す．軟性ドルーゼンは低蛍光や過蛍光を示す．

e：右眼 OCT．中心部では，神経網膜外層の著明な菲薄化，RPE の萎縮を認める．萎縮部では，脈絡膜信号が増強している．

ており，網膜出血を認める．診断にはFAとICGAが有用で，網膜血管の屈曲変化，網膜血管とCNVとの吻合を確認する．OCTでは神経網膜内に高反射像があり，その近傍のRPEに小さな断裂を認める．これをbump signという．そこからRPEの裏面に中等度の高反射像を認める．

(ⅱ)萎縮型AMD(atrophic AMD，図7)

脈絡膜血管が透見できる網膜色素上皮の境界鮮明なGAを伴うAMDである．アジア人には比較的少なく，欧米人に多い．Beaver Dam Eye Studyによると，萎縮型AMDの発生率は滲出型AMDの発生率と比較すると，53～74歳で1/4倍，75～84歳で1倍，85歳以上では4倍にも増す[17]．つまり，高齢になるほど萎縮型AMDの発生リスクが高まる．種々の治験が行われたが，現時点では有効な治療法はない．CNVが出現することもあるが，その場合は滲出型AMDとして治療を行う．診断は眼底写真だけでも可能であるが，眼底自発蛍光とOCTは補助診断に有用である．GAはRPEが消失するために，境界明瞭な低自発蛍光として確認できる．サイズや位置の経過を追うのに役立つ．GAが中心窩に及ぶと視機能が著しく低下するので，位置は重要である．OCTでは，RPEが萎縮している部分において網膜外層の萎縮も認められる．萎縮部は透光性が増し，脈絡膜や強膜の反射が強くなる．Central areolar choroidal dystrophy(CACD)との鑑別が困難であるが，CACDは比較的若年齢であること，*PRPH2*変異はGAでは認められないこと，reticular pseudodrusenがGA症例ではほとんどで認められること等から鑑別できる[18]．

2．欧米における分類[19]

欧米には，AMDの明確な診断基準というものはないようである．日本のように滲出型AMDを細かく分類することもない．ICGAを行わないため，PCVやRAPの診断自体，困難である．早期ARM(early ARM)と後期ARM(late ARM)に分けることが多い．50歳以上の黄斑部に，軟性ドルーゼン，ドルーゼンに関連した網膜外層もしくは脈絡膜の色素沈着，ドルーゼンに関連したRPEの色素脱失のいずれかを満たすものをearly ARM，dry AMDとwet AMDをlate ARMとしている．Dry AMDは直径175 μm以上の円形もしくは楕円形のRPEの色素脱失か欠損を認めるものである．Wet AMDはneovascular AMDとも呼ばれ，RPE剝離，網膜下もしくはRPE下の新生血管膜，網膜やRPE下の瘢痕もしくはフィブリン様沈着，網膜下出血，網膜血管の異常と関連のない硬性白斑等の所見のあるものである．

関連病変

1．ドルーゼン(drusen)

ドルーゼンは眼底にある黄白色の隆起病巣である．病理像としては，RPEの基底膜とBruch膜の内膠原線維層との間への細胞外マトリックスの沈着である．さまざまなタイプのドルーゼンがあり，AMDの病態への影響にも差がある．

a）硬性ドルーゼン(hard drusen)

長径が63 μm未満のものをいう．視神経乳頭に入る網膜静脈の太さの平均を125 μmとしており，その半分にあたる．辺縁が比較的鮮明である．AMDの発症との関連はないとされている．

b）軟性ドルーゼン(soft drusen)(図1)

長径が63 μm以上のものをいう．辺縁は比較的不鮮明である．特に，長径が125 μmを超えるlarge drusenは，9.3倍の発症リスクがある[20]．ちなみに63 μm以上，125 μm未満のものはintermediate drusenと呼ぶ．Hisayama studyでは，いずれかの眼に軟性ドルーゼンが存在する割合は，50代6.1%，60代6.9%，70代13.8%，80歳以上24.4%と，高齢になるほど増加していた[21]．また，軟性ドルーゼンは癒合することがあり，それをconfluent drusenと呼ぶ．

c）Calcified drusen(図1)

黄白色の金属様の光沢をもったドルーゼンで，RPE萎縮やGAを伴うことが多い．ドルーゼンが陳旧化すると生じることがある．

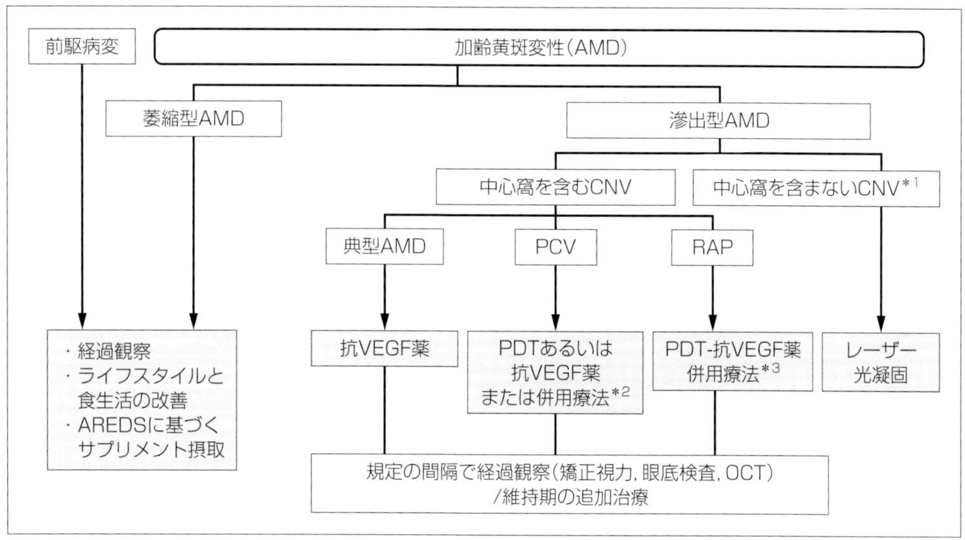

図 8. 加齢黄斑変性と前駆病変の治療指針

*1特に中心窩外CNVのことを指す．傍中心窩CNVに対しては，治療者自身の判断で中心窩を含むCNVに準じて治療を適宜選択する．

*2視力0.5以下の症例では，PDTを含む治療法(PDT単独またはPDT-抗VEGF薬併用療法)が推奨される．視力0.6以上の症例では抗VEGF薬単独療法を考慮する．

*3治療回数の少ないPDT-抗VEGF薬併用療法が主として推奨される．視力良好眼では抗VEGF薬単独療法も考慮して良い．

CNV：脈絡膜新生血管，PCV：ポリープ状脈絡膜血管症，RAP：網膜血管腫増殖，VEGF：血管内皮増殖因子，PDT：光線力学的療法，AREDS：Age-Related Eye Disease Study

(文献23より改変)

d）Reticular pseudodrusen(図1)

白点状眼底のような白色の粒状病巣である．網目状構造物も認められる．OCTではRPE上に三角帽子様の高反射構造物が認められる．AMD発症の大きなリスクファクターである．FA, ICGA, 自発蛍光のいずれも低蛍光を示す特徴がある．

2．RPE色素異常

色素脱失，色素増加がある．Bruch膜における慢性炎症を示唆する．Wet AMDやdry AMD (advanced AMD)を発症するリスクファクターであるとされている[22]．

治　療

厚生労働省網膜脈絡膜・視神経萎縮症調査研究班加齢黄斑変性治療指針作成ワーキンググループがARMおよびAMDの治療指針を2012年に発表している(図8)[23]．滲出型AMDでは，CNVの位置により治療選択を行う．中心窩を含むCNVは3つのサブタイプに応じて治療方針が分かれており，中心窩を含まないCNVはレーザー光凝固の選択となる．これには中心窩外(中心窩無血管野の幾何学的中心から200 μm以上離れている) CNVと傍中心窩(中心窩無血管野の幾何学的中心から1〜199 μmに存在するが中心には達しない) CNVが含まれているが，後者は治療者の判断で中心窩を含むCNVに準じて治療を適宜選択することになっている．

1．予　防

Age-Related Eye Disease Study(AREDS)により，抗酸化ビタミン(ビタミンC，ビタミンE，βカロテン)と亜鉛を両方摂取すると，リスクのある眼がadvanced AMDを発症することを抑えられることがわかった[24]．具体的には，少なくとも片眼にlarge drusenや多数のintermediate drusenがある，もしくは黄斑中心を外れたGAがある患者(category 3)や，片眼のみにadvanced AMDがある患者(category 4)の反対眼では，これらを摂取することによりadvanced AMDを発症するリスクが25%減る．このような患者に勧めると良い．ただし，βカロテンは喫煙歴のある患者では肺がんの発症率が増すので，注意が必要である．

2．レーザー光凝固

Macular Photocoagulation Study(MPS)は，AMDに対する有効な治療を初めて示しており，それがレーザー光凝固術であった[25]．他の治療法が開発された現在でも中心窩外CNV治療の第一選択となっている．具体的な方法としては，造影検査でCNVを同定し，CNVの全体とその周囲100～125 μmを一様に白くなるまで凝固する．PCVの場合，異常血管網が中心窩下にかかっており，ポリープ状病巣が中心窩外にあることが多い．ポリープ状病巣は大量の網膜下出血につながることもあるため[12)13]，活動性の高いポリープ状病巣は，それのみを光凝固することもある．

3．光線力学療法(photodynamic therapy：PDT)

ベルテポルフィンを点滴静脈投与した後，FAとカラー眼底写真から測定した新生血管を含む病巣最大径(greatest linear dimension：GLD)に1,000 μm加えた領域に対して非発熱性レーザー照射を行う方法である．抗VEGF薬が出現するまでは中心窩下CNV治療の第一選択であった．PDTのガイドラインでは，視力の適応は0.1～0.5である[26]．視力予後は抗VEGF療法のほうが良いと報告されていることが多いため，PDTを単独で行う機会は減ったが，抗VEGF療法抵抗例や，脳血管障害の既往のある抗VEGF療法ハイリスク例では，未だに第一選択となる．PDT療法後にVEGF濃度が上昇することが報告されており[27]，EVEREST Ⅱ Studyでは，抗VEGF療法とPDTの併用療法のPCVに対する有効性も示されている[11]．1年後の視力，ポリープ状病巣の完全閉塞率，追加治療の回数，いずれにおいても併用療法のほうが優れていた．5年経過をみた研究では，70歳以上で併用療法のほうが抗VEGF単独療法より治療回数が少なかった[28]．特に，社会的に治療回数を少なくしたい高齢者では有効である．

4．抗VEGF療法

中心窩を含むCNVを有する滲出型AMD治療の第一選択である．現時点で日本で保険適用となっている抗VEGF薬は，薬価収載順に，マクジェン®(pegaptanib)，ルセンティス®(ranibizumab)，アイリーア®(aflibercept)，ベオビュ®(brolucizumab)である．マクジェン®は治療効果が他より劣るため，現在ではほとんど選択されない．ルセンティス®とアイリーア®は，それぞれ2009年3月，2011年11月に薬価収載されてから現在まで広く使われている．アイリーア®も2020年6月にプレフィルドシリンジが発売され，ルセンティス®同様，セッティングが簡便となった．効果に関しては，VIEW試験で，aflibercept硝子体注射を導入期に毎月3回，その後2か月に1回施行した群が，ranibizumab硝子体注射を毎月施行した群に対して，52週後に視力維持ができている割合において，非劣性であることが示されている[29]．ベオビュ®は新規薬剤であるため，日本における使用経験は乏しいが，投与間隔を広げられることが期待できる[30]．しかし，稀に網膜動脈閉塞等の重篤な副作用も報告されているので，今後も注視する必要がある[31]．

投与スケジュールに関しては，最初(導入期)に毎月投与を3回というプロトコルで行われていることがほとんどであるが，その後(維持期)はさまざまである．日本では，OCTで滲出性変化を認めたときや視力低下したときに追加投与するpro re nata(PRN)と呼ばれる適宜投与が多い．しかし，PRNは回数は減るものの，毎月投与より視力の治療効果が劣る[32]．再発する前にproactiveに投与する方法としては，2か月に1回等，固定の間隔で投与するfixed regimenや，患者ごとに投与間隔を変えるtreat and extend(TAE)がある．TAEは米国で標準治療となっている．具体的な方法は，導入期終了後8週後に検査と投与を行う．その時点で再発の徴候があれば次は6週後の診察と投与，再発の徴候がなければ10週後に診察と投与を行う．

5．ガス注入・血栓溶解

黄斑部神経網膜下の出血である黄斑下血腫は，しばしば急激な視機能変化をきたす緊急疾患である．発症早期には網膜外節の物理的な断裂が引き起こされ，長期的には網膜に対する鉄毒性や代謝障害による影響で，3～14日で不可逆的な変化となってしまうため，早期に出血を黄斑下から移動させせることが重要である．発症早期であれば，100％SF_6ガスを0.5 ml程度硝子体腔へ注入し，腹臥位をとってもらう．十分移動しない，もしくは発症から長期経過している場合は，硝子体手術を行い，組織プラスミノゲンアクチベータ（t-PA）を網膜下に注入し，硝子体腔を20％SF_6ガスに置換し，腹臥位をとってもらう（図5）．最近では，47 G針でt-PAを入れた後に空気を網膜下に入れると，ガス置換しなくても十分移動することが報告されている[33]．

文　献

1）高橋寛二，石橋達朗，小椋祐一郎ほか：加齢黄斑変性の分類と診断基準．日眼会誌，**112**：1076-1084，2008.

Summary　2008年に厚生労働省網膜脈絡膜・視神経萎縮症調査研究班加齢黄斑変性診断基準作成ワーキンググループが作成した日本におけるAMDの診断基準である．

2）Mitchell P, Liew G, Gopinath B, et al：Age-related macular degeneration. Lancet, **392**：1147-1159, 2018.

3）Wong WL, Su X, Li X, et al：Global prevalence of age-related macular degeneration and disease burden projection for 2020 and 2040：a systematic review and meta-analysis. Lancet Glob Health, **2**：106-116, 2014.

4）Miyazaki M, Kiyohara Y, Yoshida A, et al：The 5-year incidence and risk factors for age-related maculopathy in a general Japanese population：the Hisayama study. Invest Ophthalmol Vis Sci, **46**：1907-1910, 2005.

5）Maruko I, Iida T, Saito M, et al：Clinical characteristics of exudative age-related macular degeneration in Japanese patients. Am J Ophthalmol, **144**：15-22, 2007.

6）Gass JD：Biomicroscopic and histopathologic considerations regarding the feasibility of surgical excision of subfoveal neovascular membranes. Am J Ophthalmol, **118**：285-298, 1994.

7）Green WR, Enger C：Age-related macular degeneration histopathologic studies. The 1992 Lorenz E. Zimmerman Lecture. Ophthalmology, **100**：1519-1535, 1993.

8）Tsujikawa A, Ojima Y, Yamashiro K, et al：Development of polypoidal lesions in age-related macular degeneration. Eye(Lond), **25**：481-488, 2011.

9）Yannuzzi LA：Idiopathic polypoidal choroidal vasculopathy. Macula Society Meeting. Miami, FL, USA, 1982.

10）Coscas G, Yamashiro K, Coscas F, et al：Comparison of exudative age-related macular degeneration subtypes in Japanese and French Patients：multicenter diagnosis with multimodal imaging. Am J Ophthalmol, **158**：309-318, 2014.

11）Koh A, Lai TYY, Takahashi K, et al：Efficacy and Safety of Ranibizumab With or Without Verteporfin Photodynamic Therapy for Polypoidal Choroidal Vasculopathy：A Randomized Clinical Trial. JAMA Ophthalmol, **135**：1206-1213, 2017.

12）Tsujikawa A, Ojima Y, Yamashiro K, et al：Association of lesion size and visual prognosis to polypoidal choroidal vasculopathy. Am J Ophthalmol, **151**：961-972, 2011.

13）Cho JH, Park YJ, Cho SC, et al：Posttreatment polyp regression and risk of massive submacular hemorrhage in eyes with polypoidal choroidal vasculopathy. Retina, **40**：468-476, 2020.

14）Yannuzzi LA, Negrao S, Iida T, et al：Retinal angiomatous proliferation in age-related macular degeneration. Retina, **21**：416-434, 2001.

15）Gass JD, Agarwal A, Lavina AM, et al：Focal inner retinal hemorrhages in patients with drusen：an early sign of occult choroidal neovascularization and chorioretinal anastomosis. Retina, **23**：741-751, 2003.

16）Freund KB, Ho IV, Barbazetto IA, et al：Type 3 neovascularization：the expanded spectrum of retinal angiomatous proliferation. Retina, **28**：201-211, 2008.

17) Klein R, Klein BE, Knudtson MD, et al：Fifteen-year cumulative incidence of age-related macular degeneration：the Beaver Dam Eye Study. Ophthalmology, **114**：253-262, 2007.

18) Smailhodzic D, Fleckenstein M, Theelen T, et al：Central Areolar Choroidal Dystrophy (CACD) and Age-Related Macular Degeneration (AMD)：Differentiating Characteristics in Multimodal Imaging. Invest Ophthalmol Vis Sci, **52**：8908-8918, 2011.

19) Bird AC, Bressler NM, Bressler SB, et al：An international classification and grading system for age-related maculopathy and age-related macular degeneration. The International ARM Epidemiological Study Group. Surv Ophthalmol, **39**：367-374, 1995.

20) Wang JJ, Rochtchina E, Lee AJ, et al：Ten-year incidence and progression of age-related maculopathy：the blue Mountains Eye Study. Ophthalmology, **114**：92-98, 2007.

21) Oshima Y, Ishibashi T, Murata T, et al：Prevalence of age related maculopathy in a representative Japanese population：the Hisayama study. Br J Ophthalmol, **85**：1153-1157, 2001.

22) Ferris FL, Davis MD, Clemons TE, et al：A simplified severity scale for age-related macular degeneration：AREDS Report No. 18. Arch Ophthalmol, **123**：1570-1574, 2005.

Summary 5年間で advanced AMD を発症するリスクを点数化して調べている．Large drusen が片眼にあると1点，両眼で2点．RPE 色素異常が片眼にあると1点，両眼で2点．intermediate drusen が両眼にあると1点．合計点を算出する．どちらの眼にも advanced AMD がない場合の発症頻度は，0点では0.4%，1点では3%，2点では12%，3点では26%，4点では47%であった．advanced AMD の発症リスクを簡便に予測することができるスコアである．

23) 高橋寛二，小椋祐一郎，石橋達朗ほか：加齢黄斑変性の治療指針．日眼会誌，**116**：1150-1155, 2012.

Summary 2012年に厚生労働省網膜脈絡膜・視神経萎縮症調査研究班加齢黄斑変性治療指針作成ワーキンググループが作成した日本における ARM および AMD の治療指針である．

24) Age-Related Eye Disease Study Research Group. A randomized, placebo-controlled, clinical trial of high-dose supplementation with vitamins C and E, beta carotene, and zinc for age-related macular degeneration and vision loss：AREDS report no. 8. Arch Ophthalmol, **119**：1417-1436, 2001.

25) Macular Photocoagulation Study Group：Argon laser photocoagulation for senile macular degeneration. Results of a randomized clinical trial. Arch Ophthalmol, **100**：912-918, 1982.

26) Tano Y, Ophthalmic PDT Study Group：Guidelines for PDT in Japan. Ophthalmology, **115**：585-585 e6, 2008.

27) Schmidt-Erfurth U, Schlotzer-Schrehard U, Cursiefen C, et al：Influence of photodynamic therapy on expression of vascular endothelial growth factor (VEGF), VEGF receptor 3, and pigment epithelium-derived factor. Invest Ophthalmol Vis Sci, **44**：4473-4480, 2003.

28) Miyata M, Ooto S, Yamashiro K, et al：Five-year visual outcomes after anti-VEGF therapy with or without photodynamic therapy for polypoidal choroidal vasculopathy. Br J Ophthalmol, 2018. doi：10.1136/bjophthalmol-2018-311963.

29) Heier JS, Brown DM, Chong V, et al：Intravitreal aflibercept (VEGF trap-eye) in wet age-related macular degeneration. Ophthalmology, **119**：2537-2548, 2012.

30) Dugel PU, Koh A, Ogura Y, et al：HAWK and HARRIER：Phase 3, Multicenter, Randomized, Double-Masked Trials of Brolucizumab for Neovascular Age-Related Macular Degeneration. Ophthalmology, **127**：72-84, 2020.

31) Baumal CR, Spaide RF, Vajzovic L, et al：Retinal vasculitis and intraocular inflammation after intravitreal injection of brolucizumab. Ophthalmology, 2020. doi：10.1016/j.ophtha.2020.04.017.

32) Busbee BG, Ho AC, Brown DM, et al：Twelve-month efficacy and safety of 0.5 mg or 2.0 mg ranibizumab in patients with subfoveal neovascular age-related macular degeneration. Ophthalmology, **120**：1046-1056, 2013.

33) Kadonosono K, Arakawa A, Yamane S, et al：Displacement of submacular hemorrhages in age-related macular degeneration with subretinal tissue plasminogen activator and air. Ophthalmology, **122**：123-128, 2015.

MB OCULI. No. 92：32－37, 2020

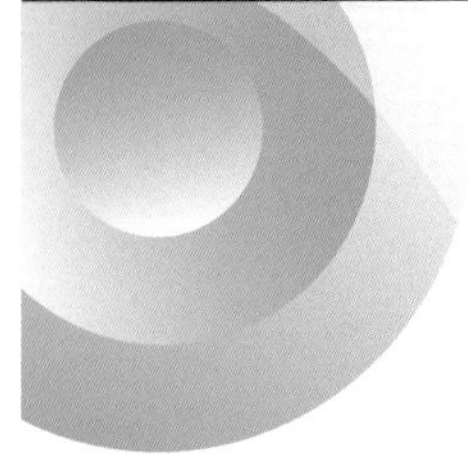

特集／再考！脈絡膜疾患診療

Pachychoroid spectrum disease

櫻田庸一*

Key Words： 肥厚脈絡膜(pachychoroid)，肥厚脈絡膜血管(pachyvessel)，脈絡膜血管透過性亢進(choroidal vascular hyperpermeability)，pachychoroid pigment epitheliopathy，pachychoroid neovasculopathy

Abstract： Pachychoroid spectrum disease は，肥厚した脈絡膜により，二次的に脈絡膜毛細血管板や網膜色素上皮の障害をきたす疾病の総称であり，その他の特徴として脈絡膜の血管透過性亢進が挙げられる．Pachychoroid spectrum disease は，主に pachychoroid pigment epitheliopathy(PPE)，pachychoroid neovasculopathy，central serous chorioretinopathy(CSC)，polypoidal choroidal vasculopathy(PCV)，focal choroidal excavation，peripapillary pachychoroid syndrome の 6 疾病からなり，浸出を伴わない状態の PPE から CSC，pachychoroid neovasculopathy，PCV へ進行すると考えられる．

はじめに

Pachychoroid spectrum disease とは，ギリシャ語の"pachy-(＝thick)"を語源としており，肥厚した脈絡膜を伴う網脈絡膜疾病を一般に指すが，この疾患 spectrum が紹介された 2013 年当時と現在では，この疾病の診断基準や考え方も，わずかではあるが異なってきている．本稿では，pachychoroid spectrum disease の最近の知見に関して解説したい．

Pachychoroid spectrum disease とは，上述したように肥厚した外層脈絡膜血管(pachyvessel)により圧排された，その直上に位置する脈絡膜毛細血管板や網膜色素上皮の障害を特徴とする網脈絡膜疾病を一般に指す．現在では，pachychoroid spectrum disease として，pachychoroid pigment epitheliopathy(PPE)，pachychoroid neovasculopathy，中心性漿液性脈絡網膜症(central serous chorioretinopathy：CSC)，ポリープ状脈絡膜血管症(polypoidal choroidal vasculopathy：PCV)，focal choroidal excavation，peripapillary pachychoroid syndrome が挙げられる．本稿では，pachychoroid spectrum disease のなかでも比較的日常臨床で遭遇することが多いと思われる PPE，pachychoroid neovasculopathy，focal choroidal excavation を中心に解説を行う．(peripapillary pachychoroid syndrome は非常に稀のため，ここでは解説を行わない．また，PCV，CSC は他稿での解説を参照していただきたい．)

Pachychoroid pigment epitheliopathy (PPE)

Pachychoroid spectrum disease のなかで最初に提唱された疾患概念である PPE は，中心性漿液性脈絡網膜症(CSC)の不全型として，Freund らによって 18 眼(9 症例)が提示され，浸出のない肥厚した脈絡膜以外に以下の特徴を有するとされた[1]．

①眼底所見：脈絡膜紋理がみえない

* Yoichi SAKURADA，〒409-3898　中央市下河東 1110　山梨大学医学部眼科学教室，講師

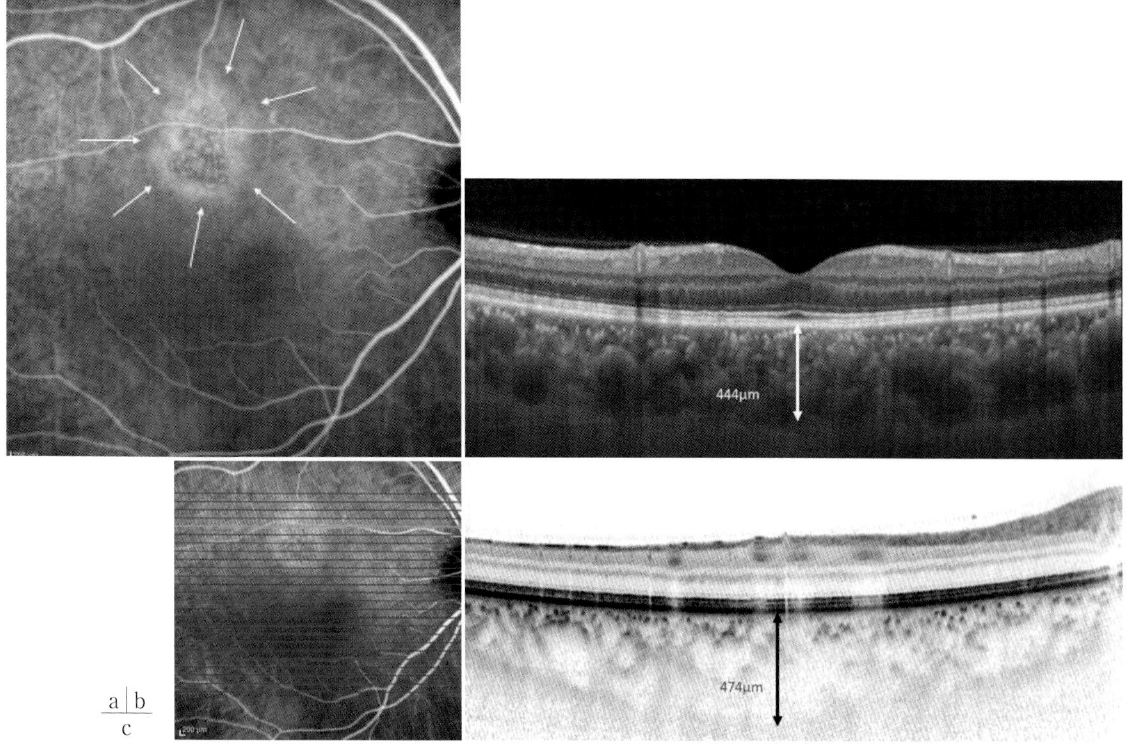

図 1. 42 歳，男性．右眼 pachychoroid pigment epitheliopathy の 1 例．中心性漿液性脈絡網膜症(左眼)の僚眼
a：右眼のインドシアニングリーン造影後期像．白矢印で囲まれた部位が，脈絡膜血管透過性亢進部位
b：右眼 OCT 像．中心窩水平断．中心窩脈絡膜厚は 444 μm と肥厚がみられる．
c：右眼の脈絡膜血管透過性部位を OCT volume scan でスライスした OCT scan 像．最も厚い部位の脈絡膜厚は，(中心窩脈絡膜厚よりも厚い)474 μm であった．

②眼底自発蛍光／光干渉断層計：脈絡膜外層の肥厚部位に一致した色素上皮の異常

PPE は浸出をきたさないため，視力低下をきたすことは稀であるが，光干渉断層計で傍中心窩もしくは外中心窩に IZ(interdigitation zone)や EZ(ellipsoid zone)の障害が網膜色素上皮障害のある網膜にみられる場合があるが[2]，IZ および EZ の障害は局所的であるため患者の多くは無症候性である．また，浸出がないため積極的な治療は不要である．

図 1 に pachychoroid pigment epitheliopathy 症例の典型例を示す．

Pachychoroid neovasculopathy

2015 年 Freund らのグループは，PPE と同様な特徴を有する type 1 neovascularization(光干渉断層計で網膜色素上皮下の新生血管を特徴とする加齢黄斑変性)を pachychoroid neovasculopathy と名付けた[3]．この報告のなかで，3 例の pachychoroid neovasculopathy のうち PCV も 2 例含まれていたが，現在では pachychoroid neovasculopathy は，ポリープ状病変のない症例を指すのが一般的である(PCV は，pachychoroid neovasculopathy と独立して pachychoroid spectrum disease に含まれているため)．Pachychoroid neovasculopathy の特徴として，眼底所見上 drusen がみられないこと，またインドシアニングリーン造影検査(indocyanine green angiography：ICGA)の後期像で脈絡膜血管の透過性亢進(choroidal vascular hyperpermeability：CVH)が挙げられると報告されている．

2018 年に pachydrusen(pachychoroid-associated drusen)という概念が，Spaide によって報告された[4]．その名の通り，pachydrusen は，他の

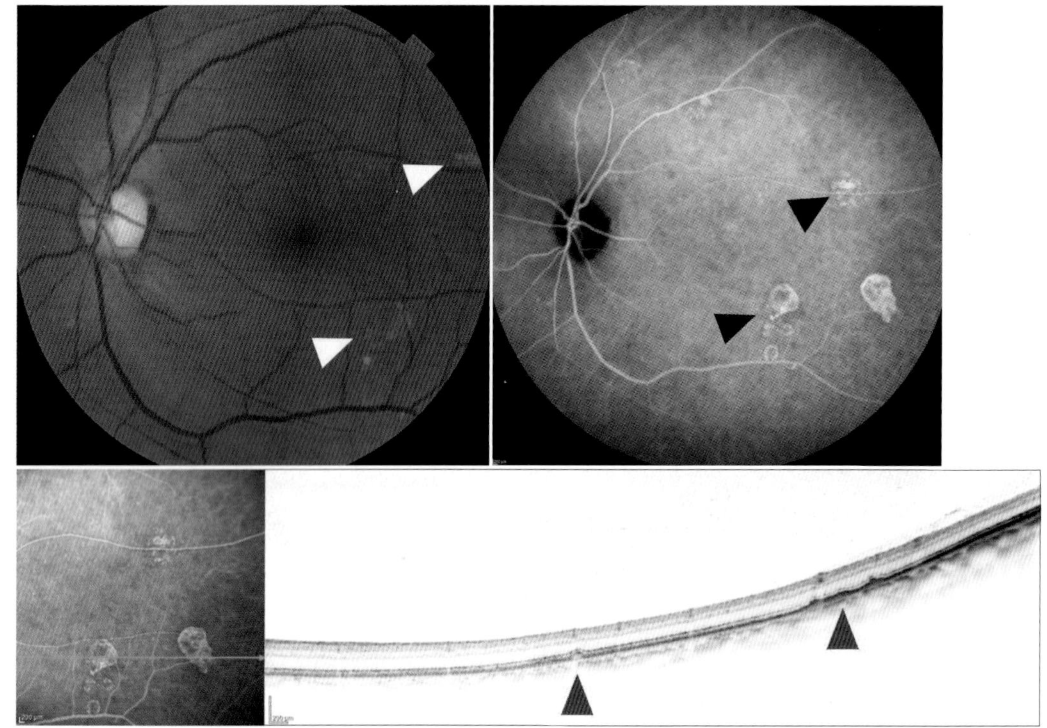

図 2. 68 歳，女性．左眼の pachydrusen を伴う pachychoroid piment epitheliopathy（右眼：PCV の僚眼）

a｜b
c

a：左眼のカラー眼底写真．白矢頭で示される部位が pachydrusen
b：左眼のインドシアニングリーン造影(ICG)後期像．a の白矢頭に対応するのが黒矢頭であり，pachydrusen は，通常 ICG 後期像で，過蛍光を呈する（反対に soft drusen は，ICG 後期像で，低蛍光を呈するので，両者の鑑別には有用な所見である）．
c：pachydrusen を OCT 水平断で撮影した像．赤矢頭が pachydrusen に相当する部位であり，通常大きな size の soft drusen の場合は，色素上皮(RPE)の挙上がみられるが，pachydrusen の場合は，RPE の挙上はみられず(RPE の line は比較的保たれており)，RPE の過形成のような所見を呈する．

drusen を有する眼と比較して厚い脈絡膜が特徴として挙げられるが，pachydrusen のその他の特徴としては，

①黄白色，辺縁明瞭，大きさが 125 μm を超える
②（通常，soft drusen は中心窩に集簇するのに対し）後極に散在する場合や孤立性に分布する場合がある
③光干渉断層計で，色素上皮の過形成様の像を呈する

が挙げられる．ここで問題になるのが，前述の pachychoroid spectrum disease の特徴／診断基準には，「drusen がないこと」という記載である．そのため，pachydrusen がある症例は，pachychoroid spectrum disease に入れるべきなのかどうかという議論が多く挙がり，研究論文によって pachydrusen のある症例の扱いがばらばらであったが，現在では pachydrusen を有する症例は pachychoroid spectrum disease に含めるのが一般的である[5]（図 2 に pachydrusen の 1 例を示す）．Pachydrusen は，PPE，pachychoroid neovasculopathy，CSC，PCV 症例で多く観察され，日本人では約 20％の PCV および CSC 症例で認められるとされる[6)7)]．また，pachydrusen は加齢黄斑変性の前駆病変としてよく知られている soft drusen や reticular pseudodrusen とは臨床的および遺伝的にも異なる特徴を有し，長期的な観察研究で，「drusen のない眼」と比較しても加齢黄斑変性の発症率はほぼ同等であることが明らかとなっている[6]．Pachydrusen に「ドルーゼン(drusen)」という名は付いているが，大きさが 63 μm 未満の

hard drusen と同様に，加齢黄斑変性の危険因子ではないことは，日常臨床でも覚えておきたい．また，pachydrusen を有する CSC 症例は，pachydrusen のない症例と比較すると，有意に高齢であったと報告されているが，その他の臨床所見に関しては大きな違いはないとされている[7]．

これらの報告をまとめると，pachydrusen は，脈絡膜/網膜色素上皮における病的な炎症産物ではなく，肥厚した外層脈絡膜血管の機械的な刺激により網膜色素上皮から生じたものと考えるのが自然である．

現在では，以下の6つの臨床的特徴が pachychoroid spectrum disease の診断に有用とされている[5]．

①眼底所見および光干渉断層計：眼底異常を伴う脈絡膜肥厚
②眼底所見：脈絡紋理がみえない
③光干渉断層計：脈絡膜内層の障害
④ICGA：CVH（脈絡膜血管の透過性亢進）
OCTA（optical coherence tomography angiography）：脈絡内層血管の flow signal の低下
⑤光干渉断層計：pachyvessel（肥厚した脈絡外層血管の存在）
⑥眼底所見/光干渉断層計/ICGA：pachydrusen

ここで注目したいのが，pachychoroid spectrum disease の診断に関して pachychoroid（＝厚い脈絡膜）と名付けられながらも，中心窩脈絡膜厚の具体的な厚みが診断基準になっていない点である．これまでの研究のなかには，pachychoroid spectrum disease か否かに関して中心窩脈絡膜厚のカットオフ値を用いた研究も散見されるが，現在は脈絡膜厚の数値を診断基準とせず，それに関連する臨床所見を診断基準とするのが一般的である[8]．

＜治療＞

現在，浸出型加齢黄斑変性である典型 AMD の type 1 neovascularization の標準治療は，抗 VEGF 抗体の硝子体注射単独療法であるが，pachychoroid neovasculopathy の治療法としては，抗 VEGF 抗体よりもより強い影響を脈絡膜に及ぼす PDT（photodynamic therapy：光線力学的療法）も治療に用いられる場合がある．

現在の治療法としては

①抗 VEGF 抗体硝子体注射単独療法（アイリーア®，ルセンティス®）
②抗 VEGF 抗体と PDT の併用療法

上記2つの治療法のうち，いずれかを初期治療として選択するのが一般的である．PCV 症例ではあるが，PDT と抗 VEGF 抗体の併用療法で治療を行うと，CVH を有する症例では，CVH のない症例と比較して追加治療の回数を減らすことができると報告されているが[9]，pachychoroid neovasculopathy に対して単独療法と併用療法のどちらの治療法が長期的な視力予後や再発およびその頻度に関して優れているのかは，現時点では明らかになっていない．

ICGA で CVH を呈する加齢黄斑変性症例は，ルセンティス® の硝子体注射に抵抗性を示す症例が一定の割合で存在するので，単独療法で治療する場合はアイリーア® を用いるほうが良いと考えられる[10]．これは，アイリーア® のほうがルセンティス® よりも，強く脈絡膜に作用するため（脈絡膜を減少させる）と考えられる．

Focal choroidal excavation

Focal choroidal excavation（FCE）は，2011 年に光干渉断層計で明瞭に観察される脈絡膜の局所的陥凹として報告された[11]．FCE は，30～40 代の中等度から高度の近視眼に好発するとされており，CSC や PCV 等，他の pachychoroid spectrum disease でも頻度は決して高くはないが認められる．また，white dot syndrome と呼ばれる炎症性眼疾病（特に multifocal choroiditis や punctate inner choroidopathy 等）との関連も示唆されており[12]，この論文で Kim らは，36 人 54 眼の multifocal choroiditis もしくは punctate inner choroidop-

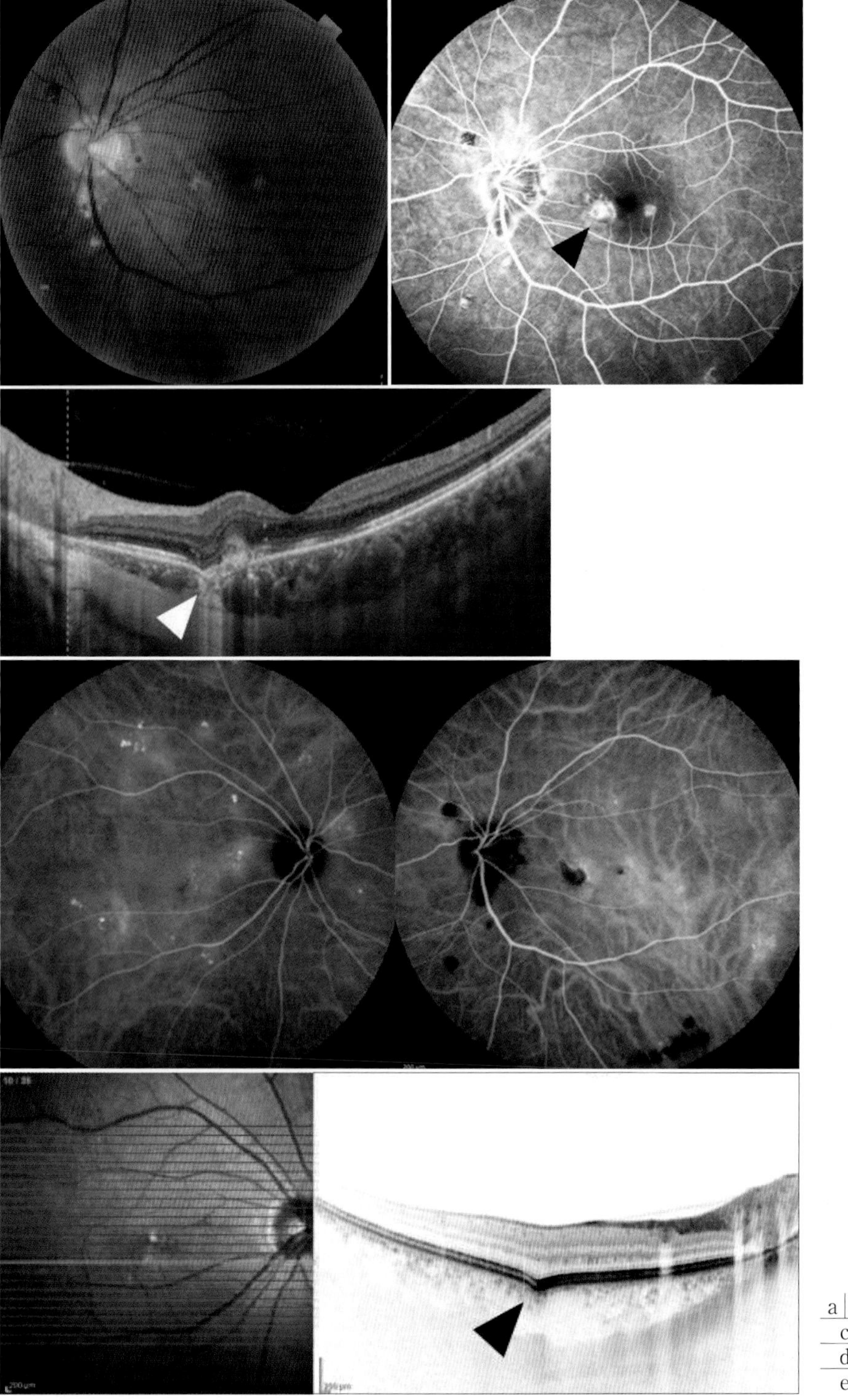

a	b
c	
d	
e	

図 3. 45歳，女性．左眼の focal choroidal excavation（FCE）と脈絡膜新生血管を伴う punctate inner choroidopathy 症例

a：左眼眼底写真．赤矢頭部位に灰白色病変と中心窩耳側に脱色素斑を認める．視神経乳頭周囲に網脈絡膜萎縮と色素性瘢痕を認める．

b：左眼フルオレセイン造影．黒矢頭部位に境界明瞭な蛍光漏出（脈絡膜新生血管：classic choroidal neovascularization）と中心窩耳側の window defect を認める．

c：左眼 OCT 像．白矢頭部位に focal choroidal excavation を認め，色素上皮の菲薄化のため choroidal hypertransmission（色素上皮を光が透過して脈絡膜が高輝度で描出される所見）が観察される．中心窩脈絡膜厚は，強度近視（屈折：−9 D）にもかかわらず 326 μm と厚い．

d：両眼のインドシアニングリーン造影後期像．両眼ともに脈絡膜血管透過性亢進所見が観察される．左眼の低蛍光部位は，色素上皮萎縮部位と考えられる．

e：右眼 OCT 像．右眼にも軽度の局所的色素上皮の陥凹が認められる（黒矢頭）．右眼の屈折も −6.5 D と左眼同様近視が強いが，FCE 付近の脈絡膜厚は 340 μm と肥厚がみられる．

athyのうち，11人11眼(20%)にFCEが認められたと報告している．FCE眼の多くは，近視眼であるにもかかわらず，比較的脈絡膜が厚く，pachychoroid spectrum diseaseの1つとして考えられている[13]．

図3にFCEと脈絡膜新生血管を有するpunctate inner choroidopathyの1例を示す．

文　献

1) Warrow DJ, Hoang QV, Freund KB：Pachychoroid pigment epitheliopathy. Retina, **33**：1659-1672, 2013.
Summary　Pachychorid spectrum diseasesに関して初めて記載した論文であり，一読の価値あり．

2) Lee JH, Kim JY, Jung BJ, et al：Focal Disruptions in Ellipsoid Zone and Interdigitation Zone on Spectral-Domain Optical Coherence Tomography in Pachychoroid Pigment Epitheliopathy. Retina, **39**：1562-1570, 2019.

3) Pang CE, Freund KB：Pachychoroid neovasculopathy. Retina, **35**：1-9, 2015.

4) Spaide RF：Disease Expression in Nonexudative Age-Related Macular Degeneration Varies with Choroidal Thickness. Retina, **38**：708-716, 2018.
Summary　Pachydrusenに関して初めて記載した論文であり，drusenのタイプと浸出型加齢黄斑変性のsubtypeとの関連性が記載されている．加齢黄斑変性とdrusenの関連性について理解を深めるのに重要な論文．

5) Freund KB, Fine HF：Pachychoroid Disease. Ophthalmic Surg Lasers Imaging. Retina, **51**：206-209, 2020.

6) Fukuda Y, Sakurada Y, Yoneyama S, et al：Clinical and genetic characteristics of pachydrusen in patients with exudative age-related macular degeneration. Sci Rep, **9**：11906, 2019.

7) Matsumoto H, Mukai R, Morimoto M, et al：Clinical characteristics of pachydrusen in central serous chorioretinopathy. Graefes Arch Clin Exp Ophthalmol, **257**：1127-1132, 2019.

8) Cheung CMG, Lee WK, Koizumi H, et al：Pachychoroid disease. Eye(Lond), **33**：14-33, 2019.
Summary　Pachychoroid spectum diseasesに関して初めて報告されたreview誌，Pachychoroid疾病別に解説されており，わかりやすい．

9) Yanagi Y, Ting DSW, Ng WY, et al：Choroidal Vascular Hyperpermeability as a Predictor of Treatment Response for Polypoidal Choroidal Vasculopathy. Retina, **38**：1509-1517, 2018.

10) Jung BJ, Kim JY, Lee JH, et al：Intravitreal aflibercept and ranibizumab for pachychoroid neovasculopathy. Sci Rep, **9**：2055, 2019.

11) Margolis R, Mukkamala SK, Jampol LM, et al：The expanded spectrum of focal choroidal excavation. Arch Ophthalmol, **129**：1320-1325, 2011.

12) Kim H, Woo SJ, Kim YK, et al：Focal Choroidal Excavation in Multifocal Choroiditis and Punctate Inner Choroidopathy. Ophthalmology, **122**：1534-1535, 2015.

13) Chung H, Byeon SH, Freund KB：FOCAL CHOROIDAL EXCAVATION AND ITS ASSOCIATION WITH PACHYCHOROID SPECTRUM DISORDERS：A Review of the Literature and Multimodal Imaging Findings. Retina, **37**：199-221, 2017.

MB OCULI. No. 92：38－51, 2020

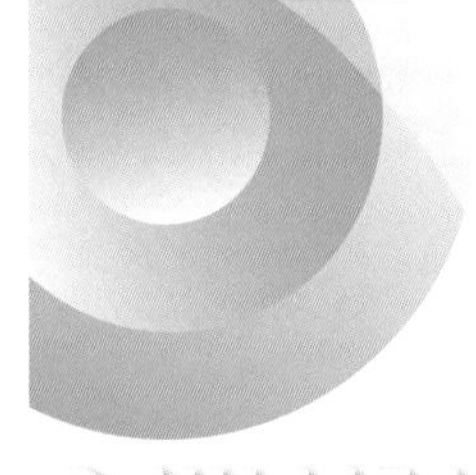

特集／再考！脈絡膜疾患診療

中心性漿液性脈絡網膜症

松本英孝[*1]　星野順紀[*2]

Key Words： 中心性漿液性脈絡網膜症(central serous chorioretinopathy：CSC)，フルオレセイン蛍光眼底造影(fluorescein angiography：FA)，インドシアニングリーン蛍光眼底造影(indocyanine green angiography：IA)，光干渉断層計(optical coherence tomography：OCT)，眼底自発蛍光(fundus autofluorescence：FAF)，レーザー光凝固術，光線力学的療法(photodynamic therapy：PDT)

Abstract： 中心性漿液性脈絡網膜症は，黄斑部に境界鮮明な円形もしくは楕円形の漿液性網膜剝離を呈する疾患である．脈絡膜外層血管の拡張を伴う脈絡膜肥厚を呈するpachychoroid関連疾患の代表であり，壮年男性に好発する．視力低下，小視症，変視症，中心暗点等の症状を伴うことが多い．病態としては，脈絡膜循環のうっ滞に起因する網膜色素上皮障害，つまり外血液網膜柵の破綻が起こり，その結果，網膜下腔に漿液が漏出して漿液性網膜剝離が形成されると考えられている．眼底写真，フルオレセイン，インドシアニングリーン蛍光眼底造影，光干渉断層計，眼底自発蛍光等を用いたマルチモーダルイメージングによって診断を行うのが主流である．自然治癒することが多いが，慢性化した場合には黄斑変性が起こり恒久的な視力低下をきたす．治療はレーザー光凝固術が一般的であるが，近年では保険適用外である光線力学的療法の有効性も報告されている．

CSCとは

中心性漿液性脈絡網膜症(central serous chorioretinopathy：CSC)は，黄斑部に境界鮮明な円形もしくは楕円形の漿液性網膜剝離を呈する疾患である．壮年男性に好発し，片眼性であることが多く，視力低下，小視症，変視症，中心暗点等の症状を伴うことが多い．自然治癒することが多く，視力予後は良好な疾患とされているが，慢性化した場合には黄斑変性が起こり恒久的な視力低下をきたす．また，漿液性網膜剝離が吸収されて視力が良好に維持されても，変視症等の症状を残すことが多い．罹病期間によってacute CSC(またはclassic CSC)とchronic CSCに大別されるが，この分類には厳密な境界がなく，漿液性網膜剝離が概ね6か月以上遷延したものをchronic CSCと呼ぶことが多い．病態としては，脈絡膜循環のうっ滞に起因する網膜色素上皮障害，つまり外血液網膜柵の破綻が起こり，その結果，網膜下腔に漿液が漏出して漿液性網膜剝離が形成されると考えられている．ステロイド使用，睡眠障害，A型気質，ピロリ菌感染，精神疾患治療薬の使用，高血圧等が危険因子として挙げられている[1]．また，近年の研究によってCSCはpachychoroid関連疾患の代表であることがわかっている[2]．Pachychoroidは脈絡膜外層血管(脈絡膜静脈)の拡張を伴う脈絡膜肥厚を意味し，渦静脈のうっ滞が病態に関与すると報告されている[3)4]．長期経過で網膜色素上皮(retinal pigment epithelium：RPE)下の脈絡膜新生血管が発生することがある[5]．

*1 Hidetaka MATSUMOTO，〒371-8511　前橋市昭和町3-39-15　群馬大学大学院医学系研究科脳神経病態制御学講座眼科学，講師
*2 Junki HOSHINO，同

a	b	
c	d	
e	f	i
g	h	

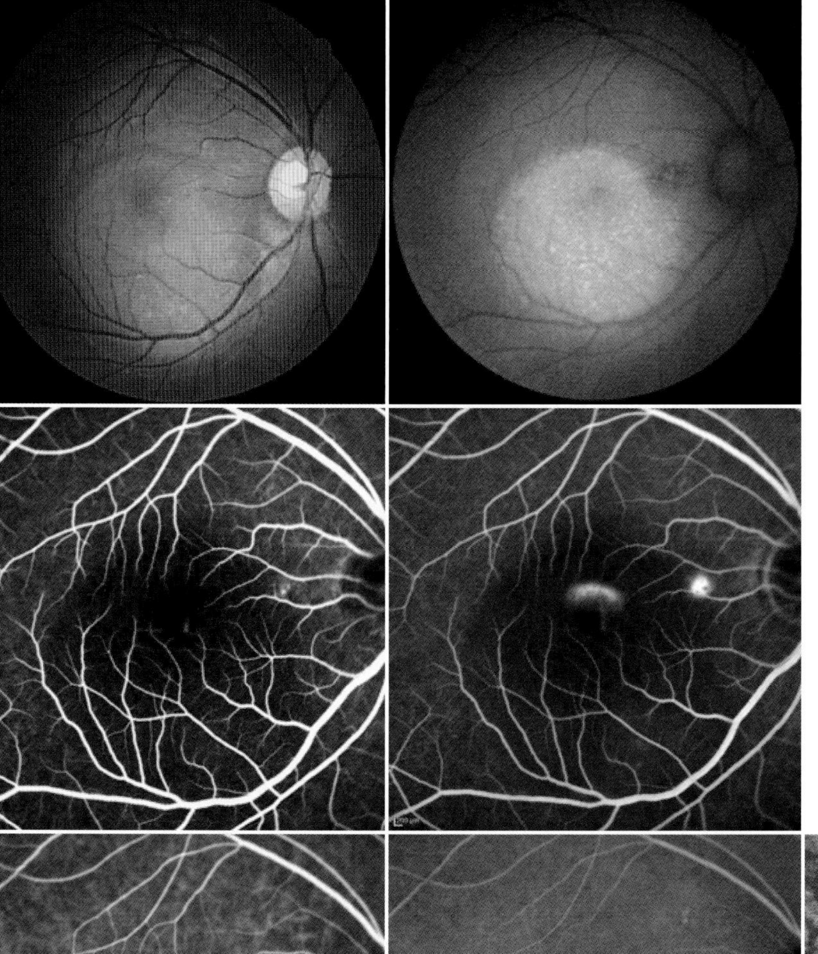
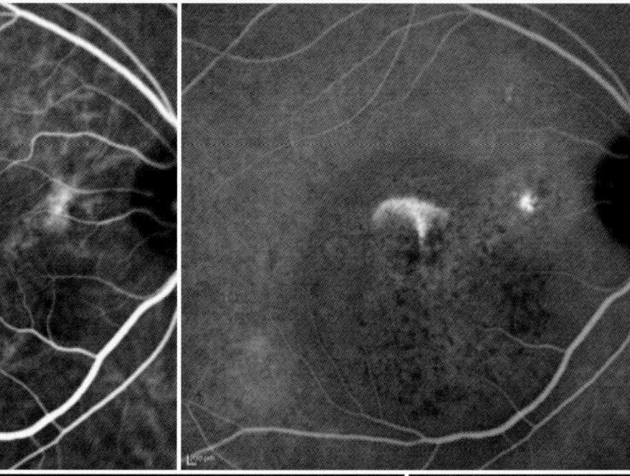
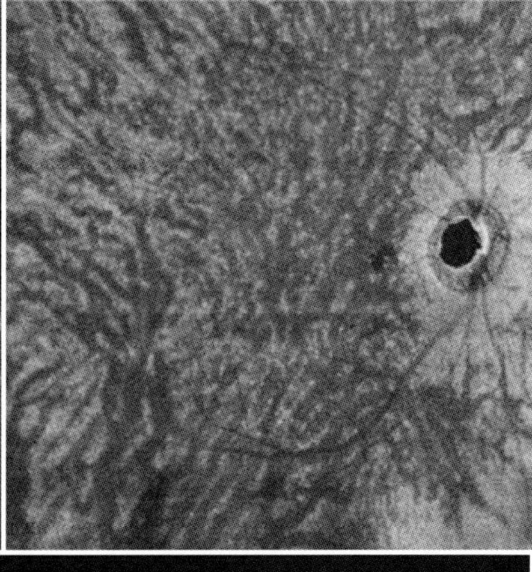
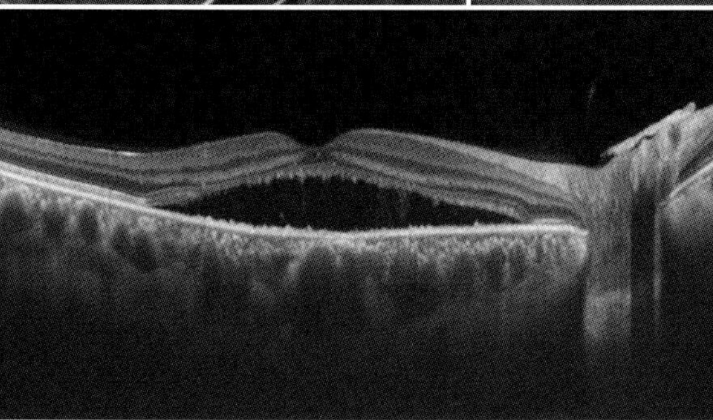
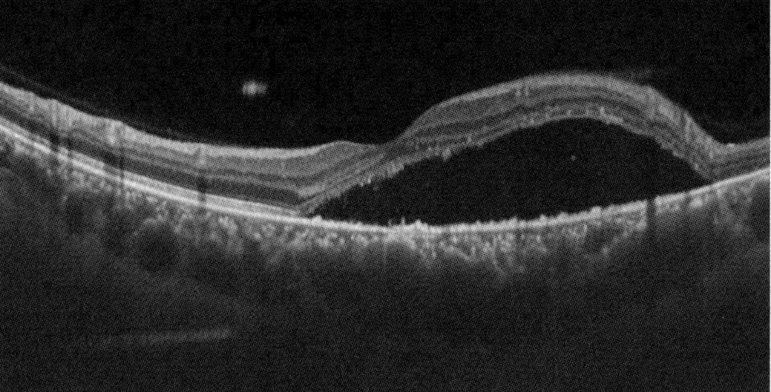

図 1.
34 歳，男性．右視力(0.4×－1.25 D)

a：眼底写真．黄斑から下方の血管アーケードにかけて漿液性網膜剝離がみられ，黄褐色のプレシピテートを伴っている．

b：眼底自発蛍光．漿液性網膜剝離の範囲が過蛍光を呈し，プレシピテートに一致する点状過蛍光がみられる．視神経乳頭黄斑間に色素上皮萎縮を反映する低蛍光がみられる．

c，d：フルオレセイン蛍光眼底造影(早期，後期)．中心窩に早期に点状過蛍光，後期にかけて吹き上げ型の蛍光漏出がみられ，視神経乳頭黄斑間に早期に点状過蛍光，後期にかけて円形増大型の蛍光漏出がみられる．

e，f：インドシアニングリーン蛍光眼底造影(早期，後期)．フルオレセイン蛍光眼底造影と同様の蛍光漏出がみられる．

g，h：光干渉断層計(B-scan 水平断，垂直断)．脈絡膜外層血管(脈絡膜静脈)の拡張を伴う脈絡膜肥厚がみられ，中心窩下脈絡膜厚は 481 μm である．剝離網膜下や網膜内にプレシピテートに一致する点状高反射がみられる．

i：光干渉断層計(En face)．脈絡膜深層では拡張した脈絡膜血管(脈絡膜静脈)がみられる．上下の脈絡膜静脈が吻合し水平分水嶺が消失している．

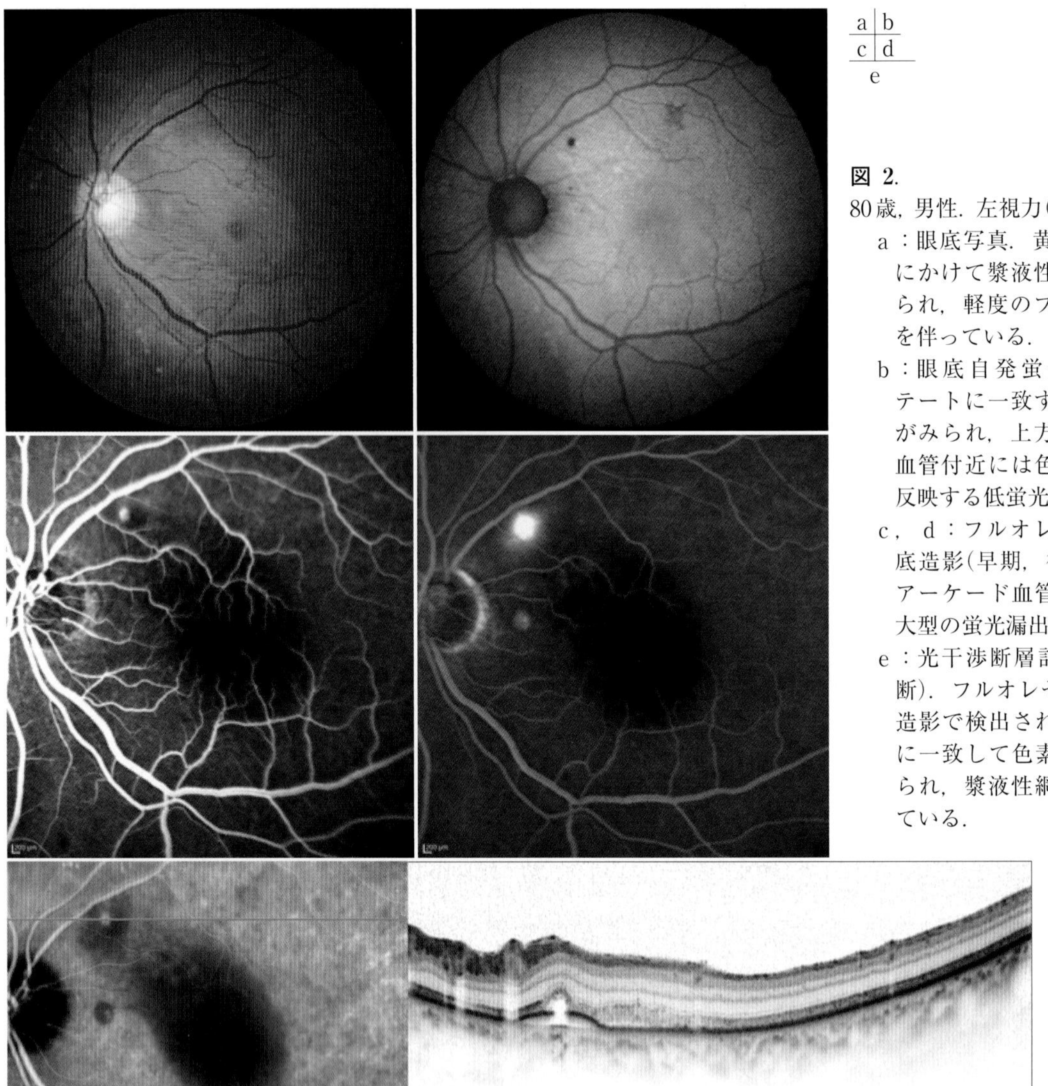

a	b
c	d
e	

図 2.
80歳，男性．左視力(0.9×＋1.75 D)
a：眼底写真．黄斑から上鼻側にかけて漿液性網膜剝離がみられ，軽度のプレシピテートを伴っている．
b：眼底自発蛍光．プレシピテートに一致する点状過蛍光がみられ，上方のアーケード血管付近には色素上皮欠損を反映する低蛍光がみられる．
c，d：フルオレセイン蛍光眼底造影(早期，後期)．上方のアーケード血管付近に円形増大型の蛍光漏出がみられる．
e：光干渉断層計(B-scan 水平断)．フルオレセイン蛍光眼底造影で検出された蛍光漏出点に一致して色素上皮欠損がみられ，漿液性網膜剝離を伴っている．

Acute CSC の所見

Acute CSC の眼底所見としては，黄斑部の漿液性網膜剝離に加え，剝離網膜内や下にプレシピテートがみられることが多い．これは視細胞外節を貪食したマクロファージと考えられている[6]．また，漿液の漏出が旺盛な場合には，漏出点周囲へのフィブリン析出がみられることもある．漏出点直上は漿液の流れがあるため，その周囲にドーナツ状にフィブリンが析出する[7]．このような劇症型の CSC を多発性後極部網膜色素上皮症(multifocal posterior pigment epitheliopathy：MPPE)と呼ぶこともある[8]．診断や経過観察において，フルオレセイン蛍光眼底造影(fluorescein angiography：FA)，インドシアニングリーン蛍光眼底造影(indocyanine green angiography：IA)，光干渉断層計(optical coherence tomography：OCT)，眼底自発蛍光(fundus autofluorescence：FAF)等の検査が重要な役割を果たす．FA では，早期に点状過蛍光，後期にかけて円形増大型(ink-blot)や吹き上げ型(smoke-stack)の蛍光漏出がみられる．IA では，脈絡膜充盈遅延，脈絡膜

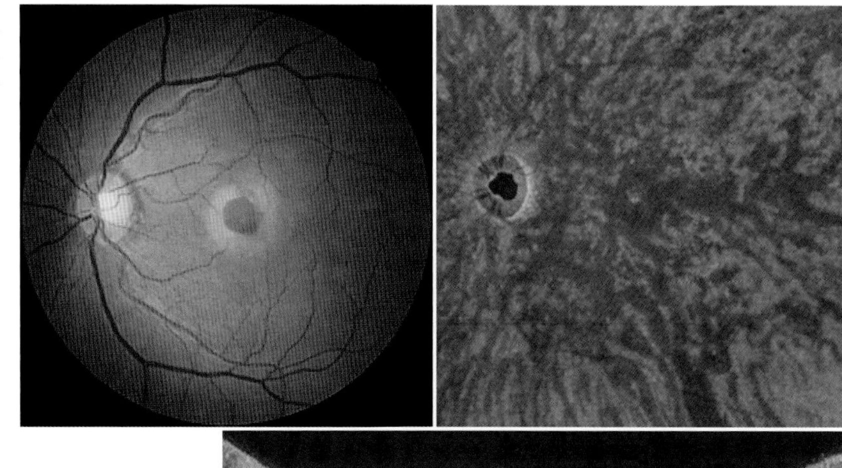

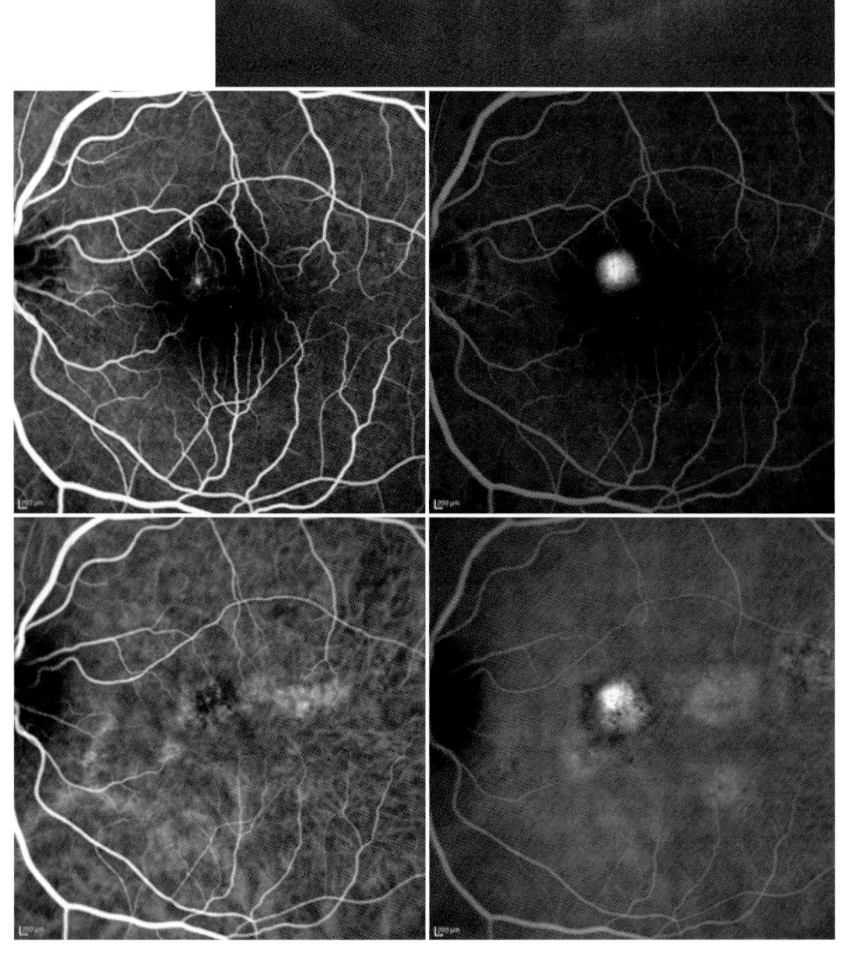

a | b
c
d | e
f | g

図 3.
44歳，男性．左視力(0.6×－2.25 D)

a：眼底写真．黄斑の網膜下にリング状のフィブリン析出がみられる．

b：光干渉断層計(En face)．脈絡膜深層では拡張した脈絡膜血管(脈絡膜静脈)がみられ，水平分水嶺が消失している．

c：光干渉断層計(B-scan)．脈絡膜外層血管(脈絡膜静脈)の拡張を伴う脈絡膜肥厚がみられ，中心窩下脈絡膜厚は536 μmである．漿液性色素上皮剝離と漿液性網膜剝離がみられ，網膜下には析出したフィブリンを反映する中反射塊がみられる．中反射塊の中央には低反射領域がみられ，漿液が網膜下に漏出している部位を反映している．

d，e：フルオレセイン蛍光眼底造影(早期，後期)．中心窩の上鼻側に早期は点状過蛍光，後期にかけて円形増大型の蛍光漏出がみられる．

f，g：インドシアニングリーン蛍光眼底造影(早期，後期)．フルオレセイン蛍光眼底造影と同様の蛍光漏出と，中～後期に脈絡膜血管透過性亢進像がみられる．

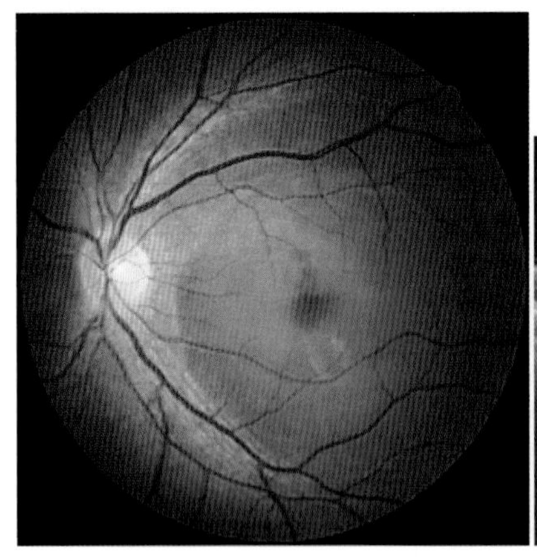
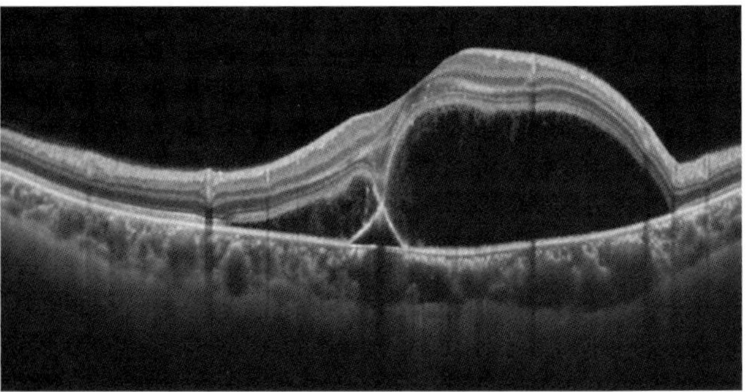

図 4. 36 歳，男性．左視力(0.6×－2.0 D) a|b
a：眼底写真．中心窩を中心とした約 4 乳頭径大の漿液性網膜剝離がみられる．
b：光干渉断層計(B-scan 水平断)．脈絡膜外層血管(脈絡膜静脈)の拡張を伴う脈絡膜肥厚がみられ，中心窩下脈絡膜厚は 301 μm である．網膜下に析出したフィブリンによって剝離網膜の一部が色素上皮と癒着し，網膜外層が色素上皮側に牽引される dipping pattern がみられる．この症例では，牽引によって色素上皮剝離もきたしている．

静脈の拡張，脈絡膜透過性亢進(異常脈絡膜組織染)，hyperfluorescent spot がみられる[9)10)]．また，FA と同様に網膜下への蛍光漏出を示す場合もある．OCT では，剝離網膜の視細胞外節の伸長，網膜下や網膜内のプレシピテート，脈絡膜外層血管の拡張を伴う脈絡膜肥厚，網膜色素上皮の不整や小型の漿液性色素上皮剝離等の所見がみられる[2)11)～13)]．漏出点に一致した RPE の欠損像が確認できることもある[14)]．網膜下にフィブリンが析出する場合には，漏出点直上を避けるように中反射塊がみられることが多い[7)]．また，網膜と RPE がフィブリンを介して接着し dipping pattern を呈することがある[15)]．FAF では，網膜色素上皮の萎縮を反映した低蛍光点～領域，プレシピテートからの点状過蛍光，剝離網膜の視細胞外節や網膜下液からの過蛍光等がみられる[6)16)]．視細胞外節には自発蛍光物質が含まれており，それを貪食したマクロファージがプレシピテートとして点状過蛍光を示すと考えられている．また，伸長した視細胞外節や視細胞外節から網膜下液に流出した自発蛍光物質によって網膜下液も過蛍光を示すと推測される(図 1～4)．

Chronic CSC の所見

Chronic CSC は，acute CSC よりも高齢者に多く，広範な網膜色素上皮萎縮を伴い，慢性で再発性の漿液性網膜剝離を呈する．特に網膜色素上皮障害が強いものは，DRPE(diffuse retinal pigment epitheliopathy)と呼ばれることがある[17)]．黄斑部の萎縮をきたし，視力予後不良なことが多い．FA では，広範な網膜色素上皮萎縮による window defect がみられることが多い．網膜下液が長期間貯留した場合，下液が下方に移動し，その領域に帯状の window defect がみられる．これを atrophic tract と呼ぶ．Acute CSC と同様に点状の蛍光漏出点を示すこともあるが，多くはびまん性の弱い蛍光漏出(oozing)を呈する．IA では，acute CSC と同様に脈絡膜充盈の遅延，脈絡膜静脈の拡張，異常脈絡膜組織染，hyperfluorescent spot がみられる[9)10)]．OCT では，剝離網膜における視細胞死を反映して外顆粒層の菲薄化がみられ，視細胞内節と外節が脱落して ellipsoid zone または視細胞内節外節境界(IS/OS line)は消失することが多い[18)]．また，網膜の障害が進行すると，網膜に囊胞様変化をきたし，囊胞様黄斑変性(cystoid macular degeneration：CMD)となる[19)]．FAF では，広範な網膜色素上皮萎縮を反映した低蛍光領域がみられる(図 5)．

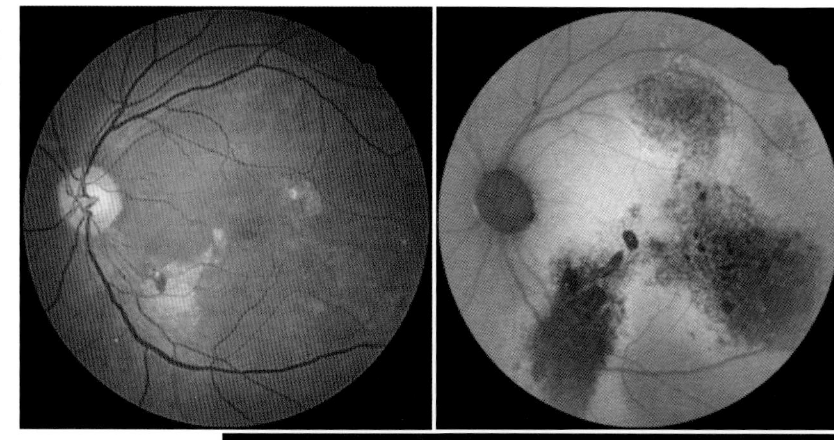

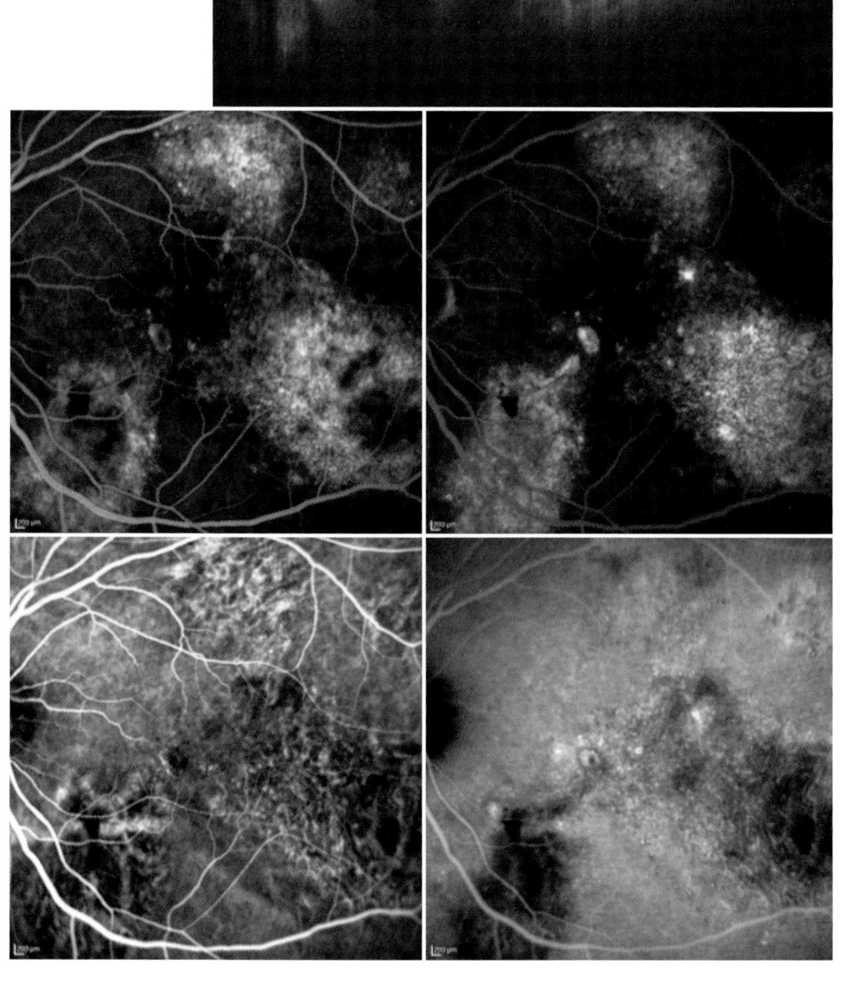

a	b
c	
d	e
f	g

図 5.
55 歳，男性．左視力(0.7×＋1.5 D)

a：眼底写真．後極の広範囲に色素上皮萎縮がみられ，一部 atrophic tract になっている．また，嚢胞様黄斑浮腫がみられる．

b：眼底自発蛍光．色素上皮萎縮を反映する低蛍光領域とその周囲の過蛍光がみられる．

c：光干渉断層計(B-scan 水平断)．脈絡膜外層血管(脈絡膜静脈)の拡張を伴う脈絡膜肥厚がみられ，中心窩下脈絡膜厚は 472 μm である．軽度の漿液性網膜剝離と嚢胞様黄斑浮腫がみられる．また，外顆粒層は菲薄化または消失し，ellipsoid zone(または視細胞内節外節境界)は一部消失している．

d，e：フルオレセイン蛍光眼底造影(早期，後期)．色素上皮萎縮を反映して広範囲に window defect がみられ，軽度の蛍光漏出を伴っている．また，嚢胞様黄斑浮腫への軽度の蛍光貯留がみられる．

f，g：インドシアニングリーン蛍光眼底造影(早期，後期)．色素上皮萎縮の範囲に一致して脈絡毛細血管板の閉塞に伴う低蛍光領域がみられる．また，軽度の脈絡膜透過性亢進像がみられる．

a | b
c
d | e

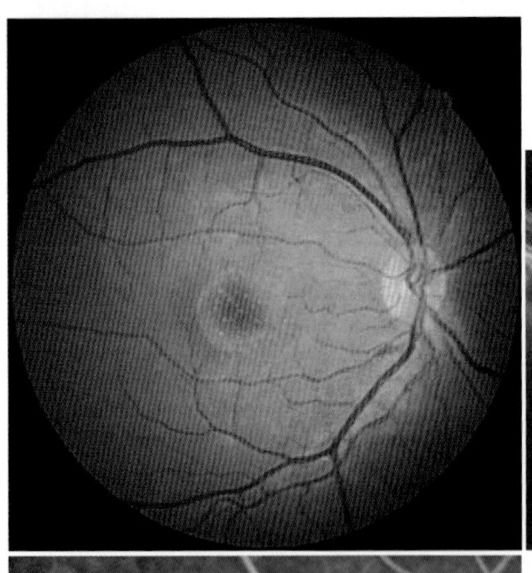

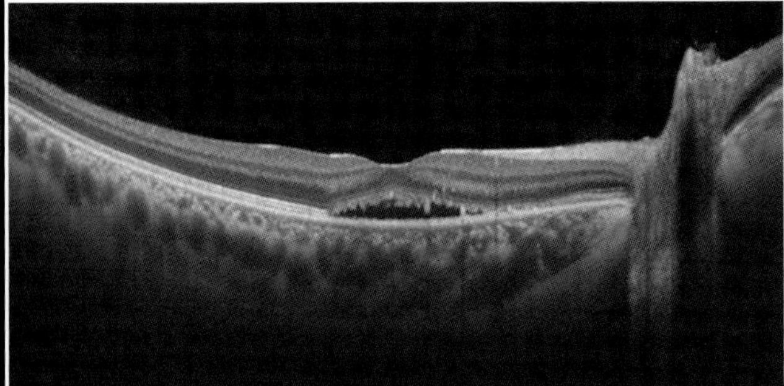

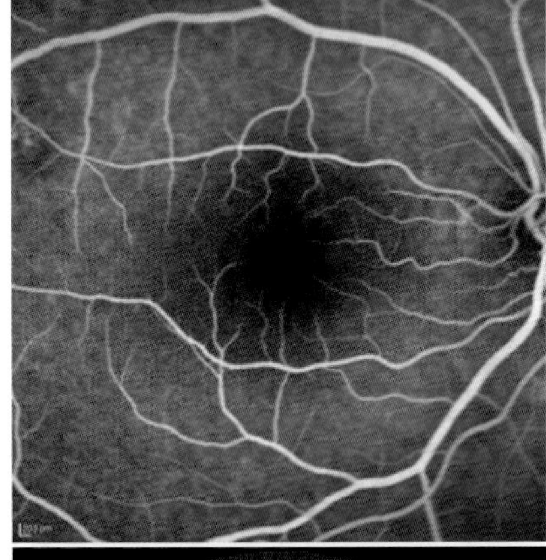

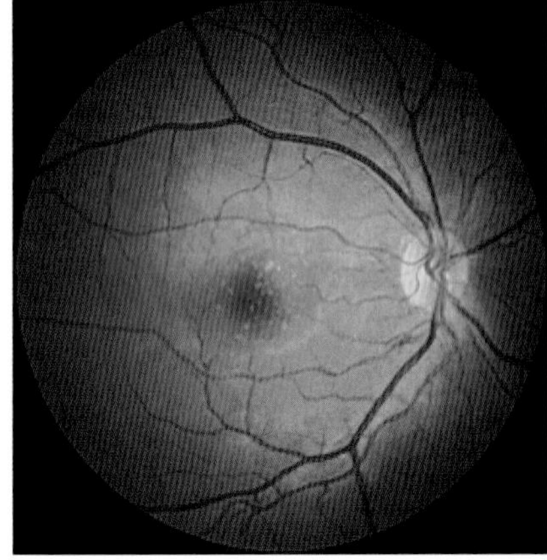

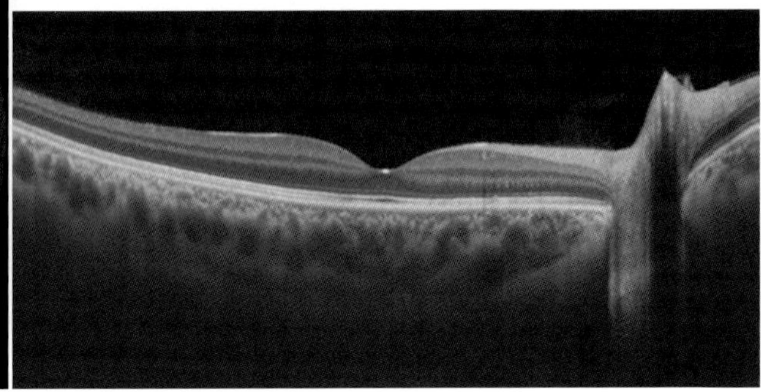

図 6.
38 歳，男性．右視力(1.0× −2.25 D)
a：眼底写真．黄斑にプレシピテートを伴う約 1 乳頭径大の漿液性網膜剝離がみられる．
b：光干渉断層計(B-scan 水平断)．脈絡膜外層血管(脈絡膜静脈)の拡張を伴う脈絡膜肥厚がみられる．中心窩下脈絡膜厚は 478 μm である．漿液性網膜剝離がみられ，剝離網膜における視細胞外節の伸長と剝離網膜下や網膜内にプレシピテートに一致する点状高反射がみられる．
c：フルオレセイン蛍光眼底造影(後期)．蛍光漏出はみられない．
＜1 か月後＞
d，e：眼底写真，光干渉断層計(B-scan 水平断)．無治療で漿液性網膜剝離は消退している．

CSC の治療時期

自然緩解が期待できる疾患のため，発症から 3 か月は経過観察することが推奨されているが，患者が早期の緩解を希望している場合には発症から 3 か月以内でも治療して良い．ステロイド使用は CSC 発症の一因であるため，患者がステロイド使用中の場合には，可能な範囲で減量や中止をして経過観察する．しかし，剝離網膜では緩徐ではあるが視細胞死が進行するため，いたずらに長期間経過観察すべきではない．剝離期間中の視細胞死が多い場合，網膜の復位後も視力改善が得られなかったり，変視症等の自覚症状が残存しやすくなるからである[18]．一方，漿液性網膜剝離が存在しても FA で蛍光漏出が確認できない場合は，漿液の漏出が止まって網膜下液が吸収過程にあると考えられるため経過観察で良い(図 6)．

CSCの治療の実際

治療は，FAで検出された蛍光漏出点に対し接眼レンズを用いてレーザー光凝固術を施行するのが一般的である．FAで検出された蛍光漏出点と網膜血管交差部や屈曲部との位置関係を参考にして，漏出点の位置をしっかり確認してからレーザーを照射する．漏出点のRPEにピントを合わせて，RPEに淡い灰色の凝固斑が生じる程度の弱凝固を行う．筆者らの施設でのCSCに対するレーザー光凝固術の照射条件は以下のとおりである．

波　長：黄色，スポットサイズ：100〜200 μm

照射時間：0.1〜0.2秒

出　力：70 mW程度

照射回数：1〜3回

緑色の波長はRPEに効率良く吸収されるが，中心窩周囲の網膜内に存在する色素であるキサントフィルに吸収されて網膜障害をきたすリスクがある．100 μm未満の小さなスポットサイズ，0.1秒未満の短い照射時間，強凝固では，Bruch膜を障害して網膜下出血や脈絡膜新生血管をきたしやすいとされている[20]．また，凝固斑がFAでの蛍光漏出点に少しでもかかれば十分に効果が得られるので，何度も凝固することは避けるべきである．傷んだRPEをレーザーで破壊すると，周囲のRPEが増殖して破綻した外血液網膜柵を修復すると考えられている．網膜下への漿液の漏出が止まれば，網膜下液はRPEのポンプ機能により脈絡膜側に排出され消退する．しかし，漏出点が中心窩付近にある場合には，レーザー光凝固術によって暗点をきたしたり，治療後のatrophic creepによって萎縮が中心窩に及んで視力低下をきたしたりするリスクがある．このため，漏出点が中心窩無血管野にある場合，レーザー光凝固術は禁忌である．また，漏出点が多発性もしくはびまん性の場合には，レーザー光凝固術が困難であり施行しても遷延化しやすい．こういった症例に対し，近年では光線力学的療法(photodynamic therapy：PDT)の有効性が報告されている(CSCに対するPDTは保険適用外)．PDTはもともと中心窩下脈絡膜新生血管を有する滲出型加齢黄斑変性に対する治療法であり，光感受性物質であるベルテポルフィンを静脈注射した後に，脈絡膜新生血管の存在する範囲にレーザーを照射することによって，新生血管の内皮細胞を傷害して脈絡膜新生血管を閉塞させるという機序をもつ[21]．PDTでは，正常な脈絡膜血管や脈絡毛細血管板も治療の影響を受けて，閉塞やリモデリングをきたすことがわかっており，これを利用して脈絡膜の血流うっ滞を解消するというのがCSCに対するPDTのコンセプトである[22]．

FAで検出される蛍光漏出点は，通常はIAで検出される脈絡膜血管の透過性亢進領域内に存在するため，PDTはこの透過性亢進領域に施行する．しかし，通常のPDTを施行すると，治療後に高度の脈絡膜血管，脈絡毛細血管板閉塞に伴うRPE変性や脈絡膜新生血管が発生すると報告されているため[23][24]，PDTの照射エネルギーや照射時間，投与する光感受性物質を減らす等の合併症リスクを軽減するための試みがなされてきた．Uetaniらは，chronic CSCに対するベルテポルフィン半量PDT(10眼)とベルテポルフィン1/3量PDT(6眼)の効果を治療後3か月で比較し，ベルテポルフィン半量PDTでは全例で漿液性網膜剝離が消退したが，ベルテポルフィン1/3量PDTでは4眼(67%)で漿液性網膜剝離に変化がみられなかったと報告している[25]．Kimらは，chronic CSCに対してベルテポルフィン半量または照射エネルギー半量のPDTを施行し，両者とも十分な治療効果が得られ，治療効果や合併症の発生率に差はなかったと報告している[26]．また，Shiodeらは，ベルテポルフィン半量PDTと照射時間半分PDTを比較し，治療効果と合併症発生率に差はなかったと報告している[27]．これらの研究から，chronic CSCに対するPDTは，光感受性物質半量または照射エネルギー半量または照射時間半分が適当であると考えられる．

Marukoらは，レーザー光凝固術で治療した

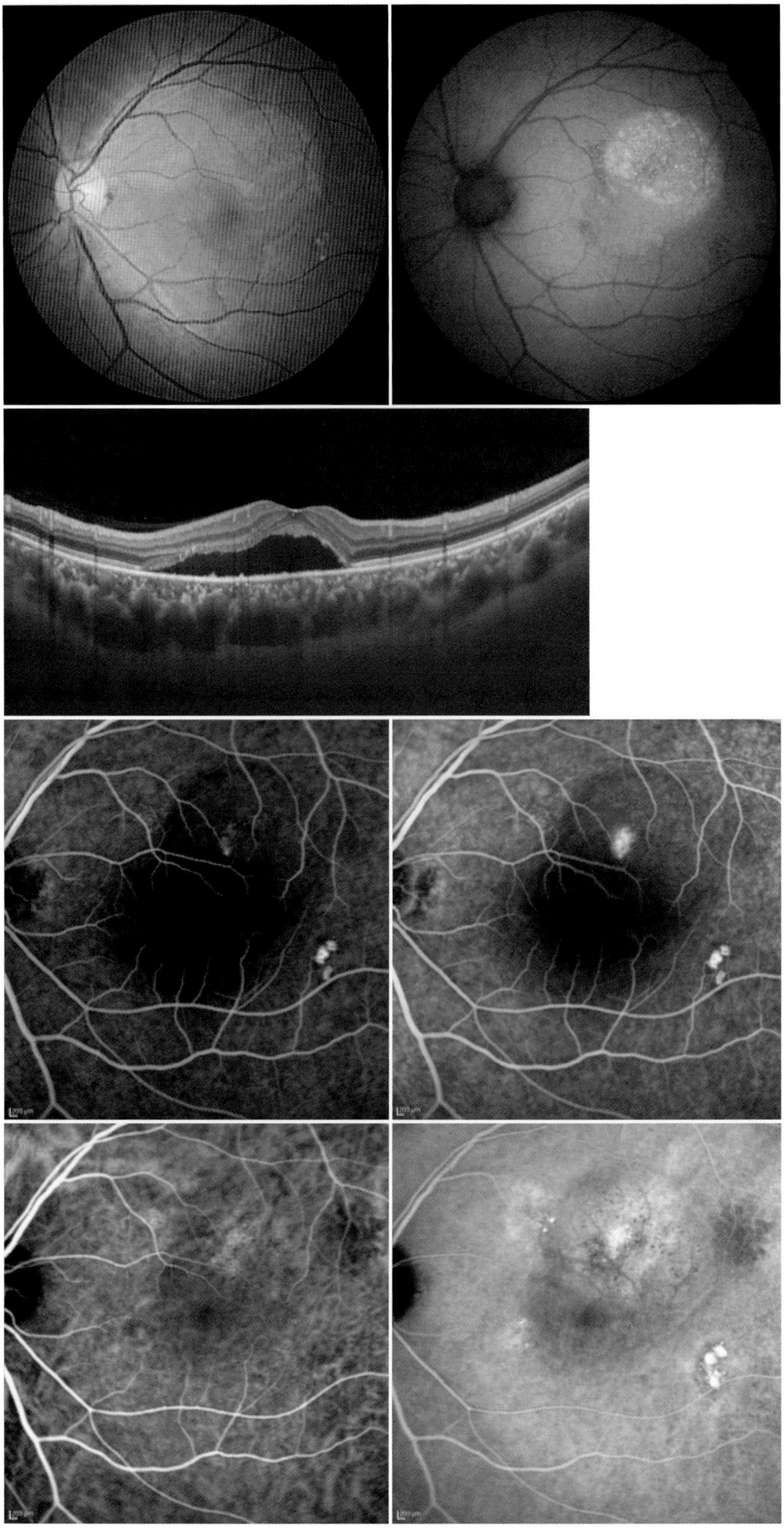

a	b
c	
d	e
f	g

図 7.

36歳，男性．左視力(1.2× −1.5 D)

a：眼底写真．黄斑から上耳側にかけて漿液性網膜剝離がみられ，軽度のプレシピテートを伴っている．耳側に pachydrusen もみられる．

b：眼底自発蛍光．漿液性網膜剝離の範囲が過蛍光を呈し，プレシピテートに一致する点状過蛍光がみられる．

c：光干渉断層計(B-scan 垂直断)．脈絡膜外層血管(脈絡膜静脈)の拡張を伴う脈絡膜肥厚がみられ，中心窩下脈絡膜厚は 428 μm である．漿液性網膜剝離がみられ，剝離網膜における視細胞外節の伸長と剝離網膜下や網膜内にプレシピテートに一致する点状高反射がみられる．

d，e：フルオレセイン蛍光眼底造影(早期，後期)．中心窩の上耳側に早期は点状，後期にかけて吹き上げ型の蛍光漏出がみられる．Pachydrusen への組織染もみられる．

f，g：インドシアニングリーン蛍光眼底造影(早期，後期)．フルオレセイン蛍光眼底造影と同様の蛍光漏出と，中～後期に脈絡膜血管透過性亢進像がみられる．また，pachydrusen に一致する hyperfluorescent spot がみられる．

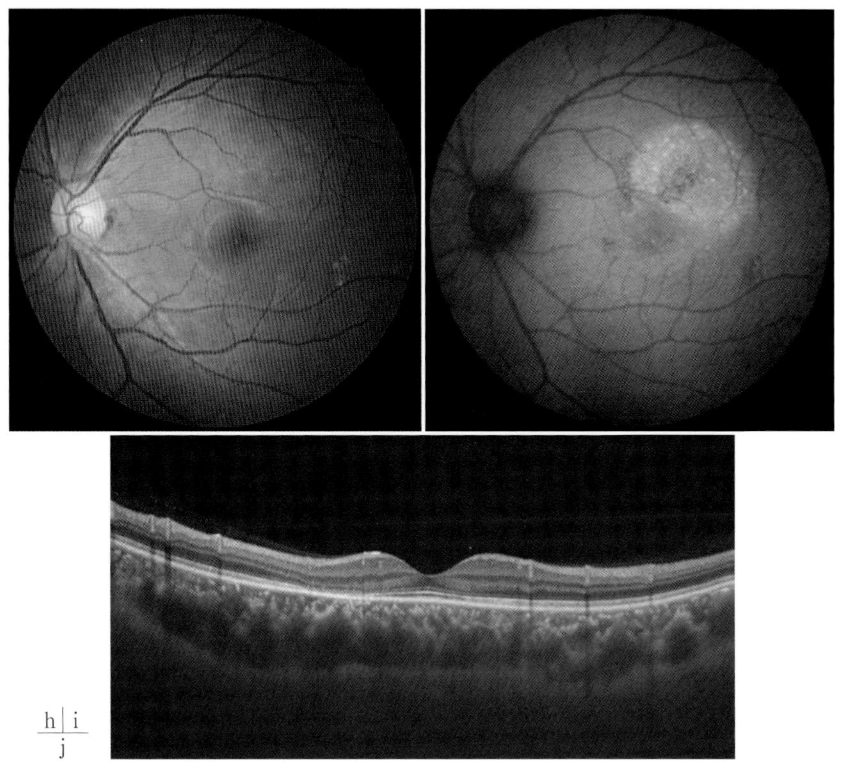

図 7. つづき

<レーザー光凝固術後>

h：眼底写真．漿液性網膜剝離は消退している．

i：眼底自発蛍光．漿液性網膜剝離部の過蛍光やプレシピテートに一致する点状過蛍光が減少している．

j：光干渉断層計(B-scan 垂直断)．漿液性網膜剝離は消退しているが，中心窩下脈絡膜厚は 412 μm で治療前と同等である．

acute CSC とベルテポルフィン半量 PDT で治療した chronic CSC の中心窩下脈絡膜厚の変化について報告しており，両者とも漿液性網膜剝離は消退したが，中心窩下脈絡膜厚が減少したのはベルテポルフィン半量 PDT 群のみであったとしている[28]．また，ベルテポルフィン半量 PDT 後から 1 年経過しても漿液性網膜剝離の再発はなく，脈絡膜厚の減少も維持されたと報告している[29]．Tseng らは，chronic CSC の 56 眼に対してベルテポルフィン半量 PDT を施行し，1 回の PDT によって全例で漿液性網膜剝離が消退し，観察期間(平均 55.5 か月)中に 4 眼のみ再発がみられたと報告している[30]．また，Kim らは，ベルテポルフィン半量または照射エネルギー半量の PDT を施行した chronic CSC において，漿液性網膜剝離が完全に消退しなかったり再発したりした症例は，治療後の中心窩下脈絡膜厚が有意に厚かったと報告している[31]．これらの報告と現在想定されている CSC の病態を合わせて考えると，PDT によって脈絡膜の血流うっ滞を解消することは理に適った治療といえる．一方，通常のレーザー光凝固術では，CSC の病因である脈絡膜循環不全を解消することができないため，再発のリスクが少なからずある(図 7，8)．

PDT の副作用としては，治療後数日間は一過性に脈絡膜の肥厚がみられることがわかっており，この間に漿液性網膜剝離が増悪し視力低下を訴える例がある．また，治療後に脈絡膜新生血管が発生することもあるため，治療後は慎重に経過観察をし，脈絡膜新生血管が発生した場合には抗

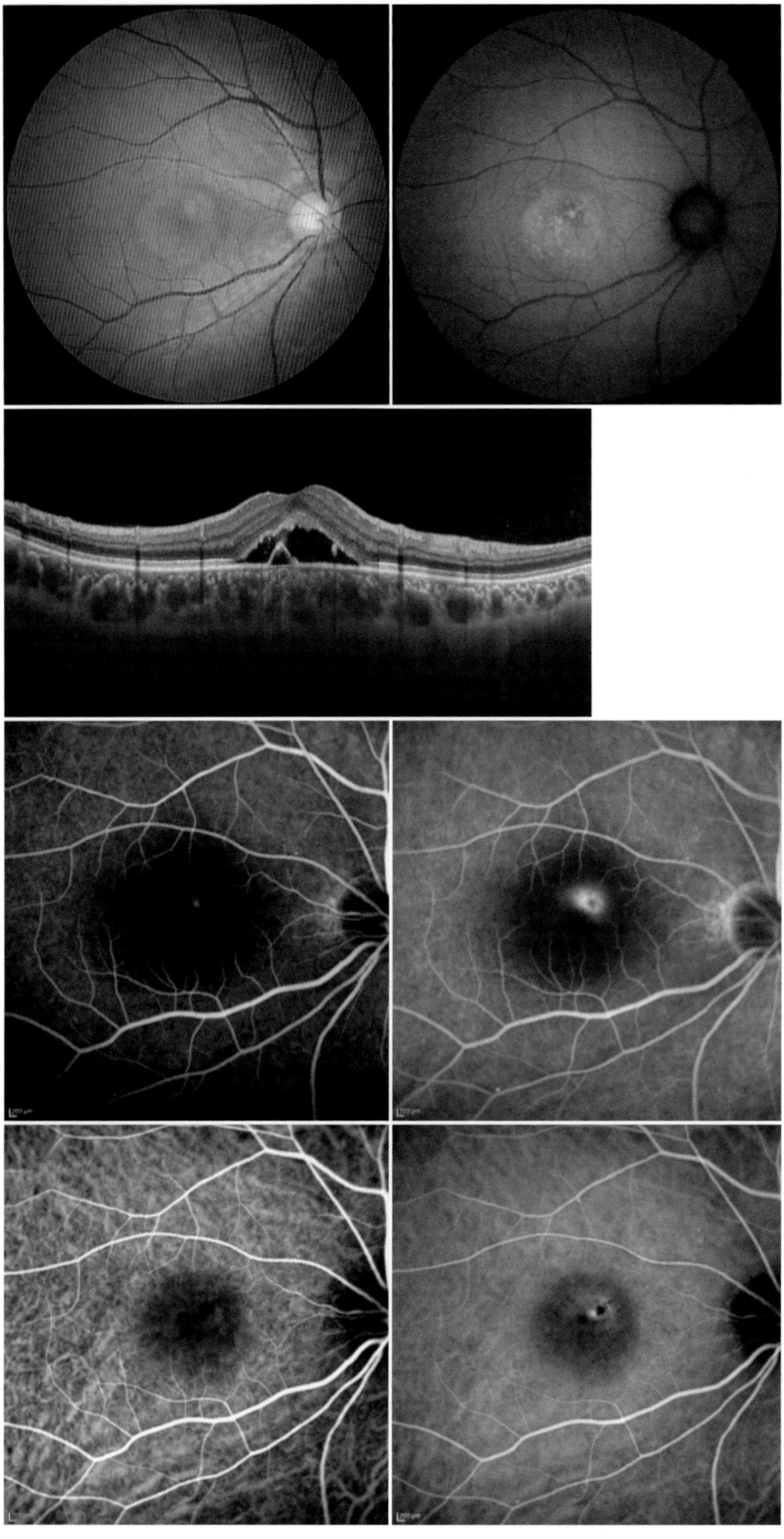

a	b
c	
d	e
f	g

図 8.
44 歳，男性．右視力(1.2× −4.25 D)

a：眼底写真．黄斑に約 1.5 乳頭径大の漿液性網膜剝離がみられ，軽度のプレシピテートを伴っている．

b：眼底自発蛍光．漿液性網膜剝離の範囲が過蛍光を呈し，プレシピテートに一致する点状過蛍光がみられる．網膜下に軽度のフィブリン析出がみられる．

c：光干渉断層計(B-scan 垂直断)．脈絡膜外層血管(脈絡膜静脈)の拡張を伴う脈絡膜肥厚がみられ，中心窩下脈絡膜厚は 380 μm である．漿液性色素上皮剝離と漿液性網膜剝離がみられ，剝離網膜における視細胞外節の伸長と剝離網膜下や網膜内にプレシピテートに一致する点状高反射がみられる．また，網膜下にフィブリンを反映する中反射塊がみられる．

d，e：フルオレセイン蛍光眼底造影(早期，後期)．傍中心窩に早期は点状過蛍光，後期にかけて蛍光漏出と網膜下フィブリンへの組織染がみられる．

f，g：インドシアニングリーン蛍光眼底造影(早期，後期)．フルオレセイン蛍光眼底造影と同様の蛍光漏出がみられる．

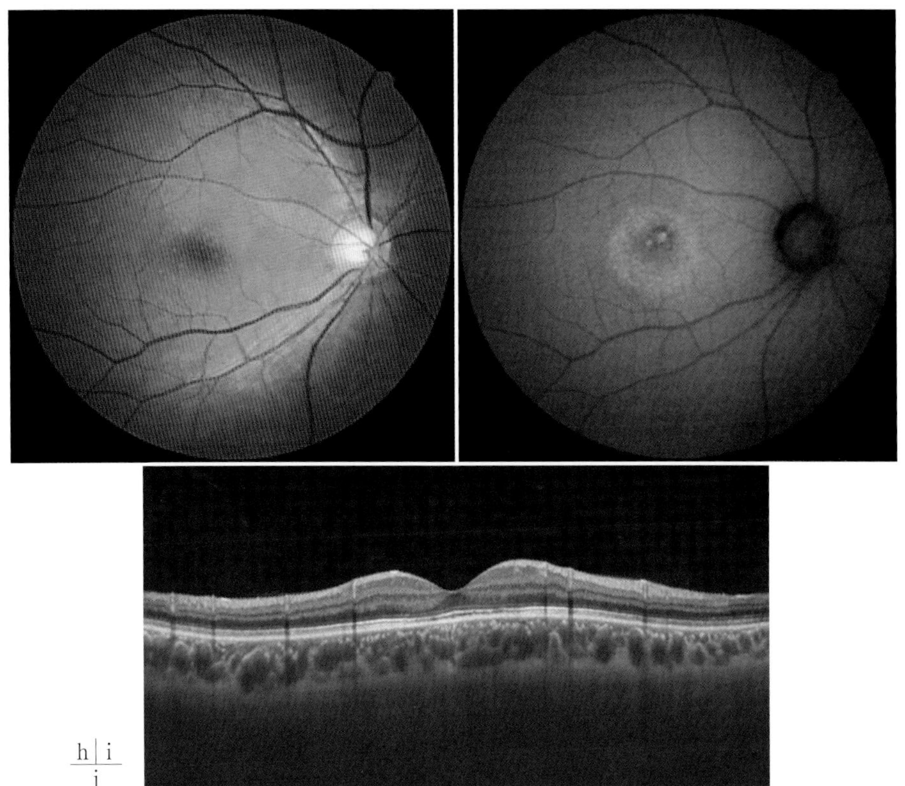

図 8. つづき

<照射線量半量の光線力学的療法後>

h：眼底写真．漿液性網膜剝離は消退している．

i：眼底自発蛍光．漿液性網膜剝離部の過蛍光やプレシピテートに一致する点状過蛍光が減少している．

j：光干渉断層計(B-scan 垂直断)．漿液性色素上皮剝離と漿液性網膜剝離は消退し，中心窩下脈絡膜厚も 307 μm と減少している．

VEGF 薬治療を検討する必要がある．さらに，PDT 照射範囲の色素上皮が萎縮し，恒久的な視力低下をきたすこともある．

おわりに

CSC は日常診療において稀な疾患ではない．マルチモーダルイメージングによって適切に診断し治療を行うことが大切である．また，近年の研究によって，遺伝子型によって脈絡膜新生血管を合併するリスクに違いがあることがわかってきている[32]．今後は，患者の遺伝子型を調べることによって経過観察の方法も個別化されていく可能性がある．

文　献

1) Liu B, Deng T, Zhang J：RISK FACTORS FOR CENTRAL SEROUS CHORIORETINOPATHY：A Systematic Review and Meta-Analysis. Retina, **36**：9-19, 2016.

2) Imamura Y, Fujiwara T, Margolis R, et al：Enhanced depth imaging optical coherence tomography of the choroid in central serous chorioretinopathy. Retina, **29**：1469-1473, 2009.
Summary CSC における脈絡膜肥厚を OCT を用いて初めて明らかにした研究．

3) Pang CE, Shah VP, Sarraf D, et al：Ultra-widefield imaging with autofluorescence and indocyanine green angiography in central serous chorioretinopathy. Am J Ophthalmol, **158**：362-371 e362, 2014.
Summary CSC における渦静脈の拡張を超広角 IA を用いて明らかにした研究．

4) Matsumoto H, Hoshino J, Mukai R, et al：Vortex Vein Anastomosis at the Watershed in Pachychoroid Spectrum Diseases. Ophthalmology Retina, **4**：938-945, 2020.

5) Fung AT, Yannuzzi LA, Freund KB：Type 1 (sub-retinal pigment epithelial) neovascularization in central serous chorioretinopathy masquerading as neovascular age-related macular degeneration. Retina, **32**：1829-1837, 2012.

6) Spaide R：Autofluorescence from the outer retina and subretinal space：hypothesis and review. Retina, **28**：5-35, 2008.

7) Saito M, Iida T, Kishi S：Ring-shaped subretinal fibrinous exudate in central serous chorioretinopathy. Jpn J Ophthalmol, **49**：516-519, 2005.

8) Uyama M, Matsunaga H, Matsubara T, et al：Indocyanine green angiography and pathophysiology of multifocal posterior pigment epitheliopathy. Retina, **19**：12-21, 1999.

9) Iida T, Kishi S, Hagimura N, et al：Persistent and bilateral choroidal vascular abnormalities in central serous chorioretinopathy. Retina, **19**：508-512, 1999.

10) Tsujikawa A, Ojima Y, Yamashiro K, et al：Punctate hyperfluorescent spots associated with central serous chorioretinopathy as seen on indocyanine green angiography. Retina, **30**：801-809, 2010.

11) Matsumoto H, Kishi S, Otani T, et al：Elongation of photoreceptor outer segment in central serous chorioretinopathy. Am J Ophthalmol, **145**：162-168, 2008.

12) Kon Y, Iida T, Maruko I, et al：The optical coherence tomography-ophthalmoscope for examination of central serous chorioretinopathy with precipitates. Retina, **28**：864-869, 2008.

13) Hirami Y, Tsujikawa A, Sasahara M, et al：Alterations of retinal pigment epithelium in central serous chorioretinopathy. Clin Exp Ophthalmol, **35**：225-230, 2007.

14) Fujimoto H, Gomi F, Wakabayashi T, et al：Morphologic changes in acute central serous chorioretinopathy evaluated by fourier-domain optical coherence tomography. Ophthalmology, **115**：1494-1500, 1500 e1491-1492, 2008.

15) Hussain N, Baskar A, Ram LM, et al：Optical coherence tomographic pattern of fluorescein angiographic leakage site in acute central serous chorioretinopathy. Clin Exp Ophthalmol, **34**：137-140, 2006.

16) Matsumoto H, Kishi S, Sato T, et al：Fundus autofluorescence of elongated photoreceptor outer segments in central serous chorioretinopathy. Am J Ophthalmol, **151**：617-623 e611, 2011.

17) von Winning CH, Oosterhuis JA, Renger-van Dijk AH, et al：Diffuse retinal pigment epitheliopathy. Ophthalmologica, **185**：7-14, 1982.

18) Matsumoto H, Sato T, Kishi S：Outer nuclear layer thickness at the fovea determines visual outcomes in resolved central serous chorioretinopathy. Am J Ophthalmol, **148**：105-110 e101, 2009.

19) Iida T, Yannuzzi LA, Spaide RF, et al：Cystoid macular degeneration in chronic central serous chorioretinopathy. Retina, **23**：1-7 quiz 137-138, 2003.

20) Ficker L, Vafidis G, While A, et al：Long-term follow-up of a prospective trial of argon laser photocoagulation in the treatment of central serous retinopathy. Br J Ophthalmol, **72**：829-834, 1988.

21) Miller JW, Schmidt-Erfurth U, Sickenberg M, et al：Photodynamic therapy with verteporfin for choroidal neovascularization caused by age-related macular degeneration：results of a single treatment in a phase 1 and 2 study. Arch Ophthalmol, **117**：1161-1173, 1999.

22) Chan WM, Lam DS, Lai TY, et al：Choroidal vascular remodelling in central serous chorioretinopathy after indocyanine green guided photodynamic therapy with verteporfin：a novel treatment at the primary disease level. Br J Ophthalmol, **87**：1453-1458, 2003.

23) Cardillo Piccolino F, Eandi CM, Ventre L, et al：Photodynamic therapy for chronic central serous chorioretinopathy. Retina, **23**：752-763, 2003.

24) Colucciello M：Choroidal neovascularization complicating photodynamic therapy for central serous retinopathy. Retina, **26**：239-242, 2006.

25) Uetani R, Ito Y, Oiwa K, et al：Half-dose vs one-third-dose photodynamic therapy for chronic central serous chorioretinopathy. Eye, **26**：640-649, 2012.

26) Kim YK, Ryoo NK, Woo SJ, et al：Comparison of

visual and anatomical outcomes of half-fluence and half-dose photodynamic therapy in eyes with chronic central serous chorioretinopathy. Graefes Arch Clin Exp Ophthalmol, **253**：2063-2073, 2015.

27）Shiode Y, Morizane Y, Kimura S, et al：Comparison of Halving the Irradiation Time or the Verteporfin Dose in Photodynamic Therapy for Chronic Central Serous Chorioretinopathy. Retina, **35**：2498-2504, 2015.

28）Maruko I, Iida T, Sugano Y, et al：Subfoveal choroidal thickness after treatment of central serous chorioretinopathy. Ophthalmology, **117**：1792-1799, 2010.

Summary CSC に対するレーザー光凝固術と PDT の治療効果を脈絡膜厚変化に着目して比較した研究.

29）Maruko I, Iida T, Sugano Y, et al：One-year choroidal thickness results after photodynamic therapy for central serous chorioretinopathy. Retina, **31**：1921-1927, 2011.

30）Tseng CC, Chen SN：Long-term efficacy of half-dose photodynamic therapy on chronic central serous chorioretinopathy. Br J Ophthalmol, **99**：1070-1077, 2015.

31）Kim YK, Ryoo NK, Woo SJ, et al：Choroidal Thickness Changes After Photodynamic Therapy and Recurrence of Chronic Central Serous Chorioretinopathy. Am J Ophthalmol, **160**：72-84 e71, 2015.

32）Hosoda Y, Yamashiro K, Miyake M, et al：Predictive Genes for the Prognosis of Central Serous Chorioretinopathy. Ophthalmol Retina, **3**：985-992, 2019.

MB OCULI. No. 92：53－58, 2020

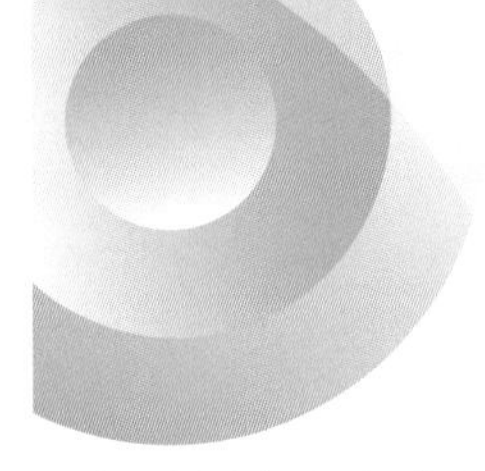

特集／再考！脈絡膜疾患診療

Thin choroid（薄い脈絡膜）

小沢洋子*

Key Words： 脈絡膜厚(choroidal thickness)，眼軸(axial length)，高度近視(high myopia)，dome-shaped macula，後部ぶどう腫(posterior staphyloma)，加齢黄斑変性(age-related macular degeneration)

Abstract： OCT 等の医療機器の発達や網膜疾患の研究の進展により，脈絡膜の観察は日常診療でも盛んに行われるようになった．脈絡膜血管には神経による調節機構が作用することのほか，脈絡膜厚は，日内変動すること，生後に強膜や眼軸の影響を受けながら決まること，年齢や性別による違いがあること等の特徴を持つ．また，非常に厚い脈絡膜だけでなく，非常に薄い脈絡膜も視機能や網膜病態との関連があることが近年報告される．実際に，高度近視，殊に病的近視，dome-shaped macula，下方の後部ぶどう腫のほか，加齢黄斑変性のサブタイプである網膜血管腫状増殖(RAP)，加齢黄斑変性のリスクの一つとされる subretinal drusenoid deposit を持つ眼は，薄い脈絡膜を特徴としている．病態における脈絡膜厚の意義は今後の研究の注目点であり，興味深い点である．

はじめに

OCT 等の医療機器の発展により脈絡膜の観察技術が発展した[1]ことと，治療が普及した加齢黄斑変性等の病態には脈絡膜の状態が大きく関与すること[2]から，最近では日常診療でも脈絡膜の状態に気を配ることが増えた．脈絡膜については未だ不明の点も多く，多くの研究者がしのぎを削って解析している．本稿ではこれまでにわかっていることをまとめ，特に薄い脈絡膜に注目した解説をする．

脈絡膜とは

脈絡膜(choroid)は血管が豊富な結合組織で，網膜色素上皮(retinal pigment epithelium：RPE)や神経網膜の外層の栄養をつかさどる[3]．血管の太さ等により主に3層に分けられ，RPE とブルッフ膜の直下から順に choriocapillaris，Sattler's layer，Haller's layer がある．

毛細血管である choriocapillaris には fenestration(窓構造)があり，酸素や栄養素の受け渡しを行い，中心窩の周りの無血管野の網膜の栄養に重要な役割をはたす．その外側に choriocapillaris より太い血管の Sattler's layer とさらに太い血管の Haller's layer がある．脈絡膜の構造は spectral domain OCT を用いて enhanced depth imaging (EDI)モードの画像[1]を取得することができるようになり，さらには swept source OCT の発展により，日常診療において注目されるようになった．また，インドシアニングリーン眼底造影，眼底写真における緑色光フリー，すなわち赤色光のみでの観察法，OCT アンギオ等を用いて脈絡膜血管の走行をみることにより，臨床研究が進められるようになってきた．

* Yoko OZAWA，〒104-8560 東京都中央区明石町9-1 聖路加国際大学，研究教授／聖路加国際病院眼科，部長

表 1. 脈絡膜厚と関係しうる生理的因子
(1～4 は薄い条件を示す)

1. 眼軸(長眼軸)
2. 年齢(高年齢)
3. 性別(女性)
4. 日内変動(午後)
5. 遺伝的素因

生理的脈絡膜厚の変化

通常の血管の拡張・収縮については，交感神経と副交感神経のバランスで決まる[4)5)]．脈絡膜の血管にはノルアドレナリンやニューロペプチドを持つ交感神経線維と，コリン作動性の副交感神経線維が分布する．網膜血管の場合には，虚血や低酸素等により血管内皮増殖因子(vascular endothelial growth factor：VEGF)等の分子発現が変化して決まるが，脈絡膜は病的状態においては VEGF の影響を受けうる[2)]ものの，通常状態では異なる制御システムを持つことを意味する．

血管の発生についても，網膜とは別レベルで進行する．ヒトの脈絡膜血管の形成は胎生 4 週頃から開始され，8 週頃には choriocapillaris がはっきりしてくるという．網膜血管はそれより遅れて発生が始まる[4)]．脈絡膜の発生には VEGF だけでなく，神経突起を伸長させる等の作用を持つ nerve growth factor(NGF)も関与するとされる[4)]．

生後の脈絡膜の発達には，眼軸の発達と関連するという報告がある[6)]．18～30 歳の若い成人において，眼軸は明るい光への曝露と関連して日内変動しながら全体として延長し，それと関連して脈絡膜が薄くなるというのである．脈絡膜厚の日内変動の幅は約 12 μm[6)]という報告から 20 μm[7)]，30 μm[8)]という報告があり，午前 3 時に最も厚く，午後 6 時に最も薄かった[7)]という．さらに，成長により脈絡膜が薄くなる過程では，強膜の厚みの決定が先んじるという報告[9)]もあり，その強膜の発達は生後 2 年程度までに決まる[10)]という．実際に眼軸と脈絡膜厚は成人において逆相関する[11)12)]．一方，21～85 歳の脈絡膜厚を OCT で解析すると，1 歳年齢が上がるごとに 3 μm 薄かったという[13)]．脈絡膜の血管腔と間質はともに，年齢とともに減少する[14)]．このように，生後比較的早期に，脈絡膜厚の大まかな状態は決まるが，成人までに眼軸が延長すれば脈絡膜は薄くなり，さらに年齢とともに脈絡膜が薄くなるということは，今回のテーマの thin choroid を考えるうえで興味深い．年齢と眼軸を調整したうえで，女性のほうが男性より脈絡膜が薄いという報告もある[15)]．加齢黄斑変性のポリープ状脈絡膜血管症においては，ARMS2 や CFH の一塩基多型(single nucleotide polymorphism：SNP)と脈絡膜厚が関連することが報告された[16)]．遺伝的要素も関連しうるということである．脈絡膜厚はさまざまな因子が関連して決まるのである(表 1)．

脈絡膜厚と視機能の関係

Beijing Eye Study というコホート研究によれば，50 歳以上の人々で脈絡膜が薄いと最高矯正視力(best-corrected visual acuity：BCVA)が低いという結果が得られた[17)]．脈絡膜厚に関連しやすい年齢，性別，眼軸を調整した多変量解析の結果であった．そして脈絡膜厚 30 μm がカットオフ値であり，これより薄いと明らかに最高矯正視力が低いという．この研究チームは，近視眼で脈絡膜が 30 μm 以下であることはそれ自体が視機能に影響しうるので，後部ぶどう腫や黄斑分離等とともに近視性黄斑症の一つに入れても良いのではないかと提案している．この話題は，American Journal of Ophthalmology の 2014 年の Editorial で Spaide が取り上げ，今のところ thin choroid が視機能に及ぼす影響のメカニズムは不明だが，研究対象として重要であると述べた[18)]．

病的状態と thin choroid

病的状態で，脈絡膜厚に特徴がある疾患には次

表 2. 脈絡膜厚と関連しうる病的因子(薄い疾患)

1. 高度近視
2. Dome-shaped macula(DSM)
3. 下方後部ぶどう腫
4. AMD の中の網膜血管腫状増殖(RAP)
5. AMD リスクである subretinal drusenoid deposit(SDD)

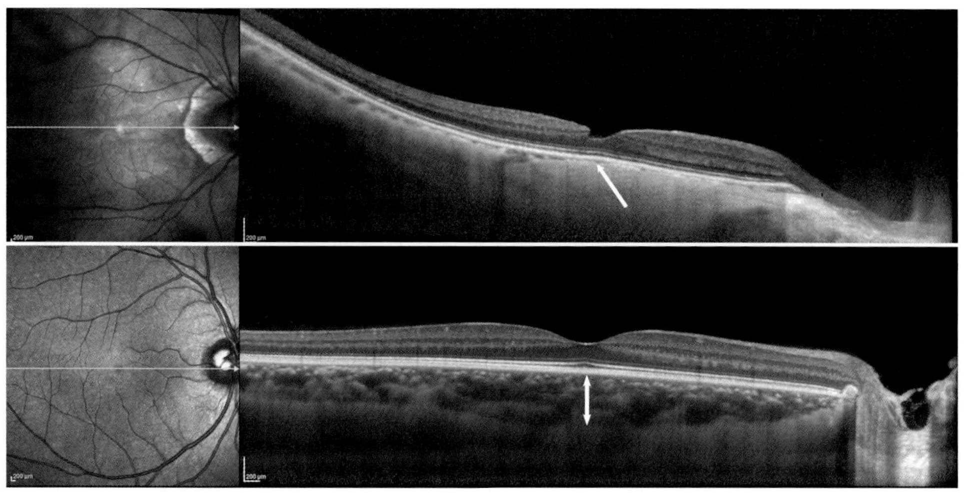

a/b **図 1.**
高度近視の薄い脈絡膜(a：矢印で示す部分が脈絡膜)と正常者の脈絡膜
(b：両矢印が脈絡膜の厚みを示す)

のようなものがある(表 2).

1. 高度近視の thin choroid

眼軸長と脈絡膜厚が逆相関する[11]ことを考えると，高度近視眼が thin choroid を持つ(図 1)ことは想像に難くない．一方，高度近視のなかでも，視機能が問題視されるのは殊に病的近視である．そこで，正視眼，−6 D 以下あるいは眼軸 26.5 mm 以上の高度近視だが病的近視の所見のない眼，びまん性もしくは高度の網脈絡膜萎縮を持つ病的近視眼の 3 群での視機能に影響する網脈絡膜所見が解析された[19]．その結果，OCT で解析される myoid and ellipsoid zone(MEZ)の厚みおよび脈絡膜厚は，病的近視眼で明らかに薄く，MEZ もしくは脈絡膜が薄いと BCVA が悪いという結果が示された．さらに MEZ 厚と脈絡膜厚には相関がみられていた．MEZ というのは視細胞内節にあたる部分を示し，測定においては external limiting membrane(ELM)から Ellipsoid zone(EZ)の間の厚みを測定したものである[20]．MEZ にはミトコンドリア，ゴルジ体，小胞体等の細胞内小器官が豊富で[20]，視機能に必要なエネルギーを供給する部位であることから，その非薄化が視機能に影響するのではないか，そして MEZ が薄いことが thin choroid と相関していたことから，thin choroid であるがために酸素や栄養の供給が少なくて MEZ が薄いのではないかと考察された[19]．

高度近視で BCVA が不良であるのは，黄斑分離等に伴う EZ 断裂等の視細胞の乱れが関係しうることは以前から報告されていた[21]が，そのような所見がない高度近視で，thin choroid と視機能の関係が示され，網脈絡膜萎縮との関連を考察されたことは興味深い．今後はさらに詳細な研究がなされることであろう．

2. Dome-shaped macula(DSM)と thin choroid

DSM は黄斑部網膜が眼球内に向かって突出している所見で，当初は高度近視に伴う変化として報告され[22]，のちに EDI-OCT を用いて強膜が厚くなっていることが示された[23](図 2)．そして脈絡膜厚はその突出部では殊に薄く，突出の周囲では高度近視にしてはむしろ厚くなっていることが示された[24]．すなわち，ブルッフ膜の長さが変わ

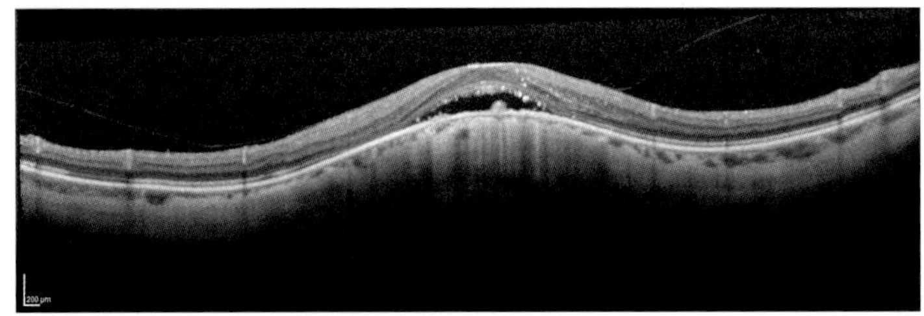

図 2. Dome-shaped macula(DSM)
漿液性網膜剝離を伴っている.

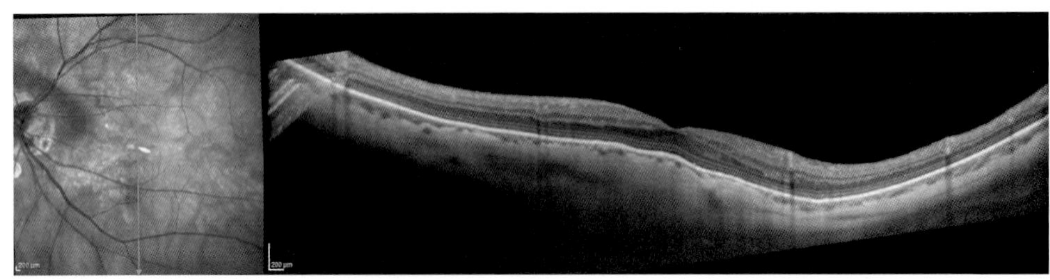

図 3. 下方後部ぶどう腫
脈絡膜はぶどう腫の辺縁で特に薄い.

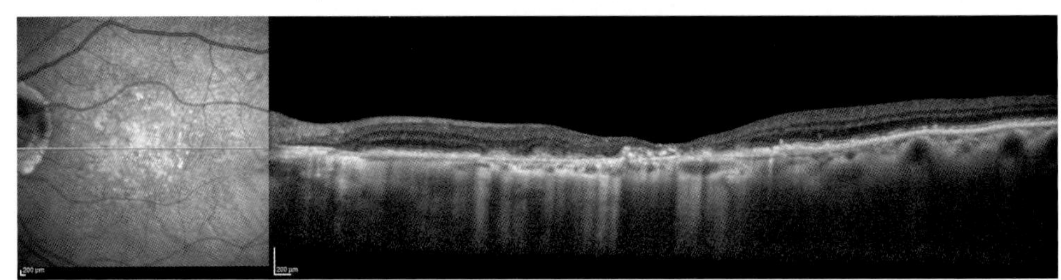

図 4. 網膜血管腫状増殖(RAP)

らず，強膜の一部が厚く突出したため，ブルッフ膜-強膜間の組織である，脈絡膜の厚みの違いが生じたのではないかと考察された．また, DSM の 3 割程度には漿液性網膜剝離を伴うとされ，その部分の脈絡膜は比較的厚いという[25]．インドシアニングリーン眼底造影で同部位に脈絡膜血管の透過性亢進ではなく，点状の過蛍光がみられたことから，強膜の突出により脈絡膜血管が局所でおそらく機械的に影響されて滲出性変化をきたしたものであり，中心性漿液性脈絡網膜症のような脈絡膜全体の血管透過性の変動とは異なるものであろうと考察された[25]．

3．下方後部ぶどう腫と thin choroid

ぶどう腫は病的近視の重要な所見で，眼球が外方に突出したものをいう．その分類[26]のなかでも下方後部ぶどう腫(図 3)は，その上縁が黄斑部にかかりうることから，視機能に大きく影響しうるだけでなく，RPE の萎縮や漿液性網膜剝離，新生血管の形成等に関係しうる[27]．この下方後部ぶどう腫のぶどう腫内の脈絡膜はぶどう腫の外にあたる黄斑上方と比べて特に薄いこと，そして特にぶどう腫の辺縁で薄いこと, OCT で血管構造がはっきりしないこと等が報告された[27]．そして，この脈絡膜厚は，元来薄いが，年齢が上がるとより薄くなり，新生血管のある眼では殊に薄かった[27]．新生血管が形成されるメカニズムとして，脈絡膜が薄いことで相対的虚血のためという考察もある[27]が，組織の伸展による機械的刺激のための反応性変化という可能性もあるであろう．研究課題はつきない．

4．加齢黄斑変性(age-related macular degeneration：AMD)と thin choroid

AMD のなかでも網膜血管腫状増殖(retinal angiomatous proliferation：RAP)(図 4)では，正

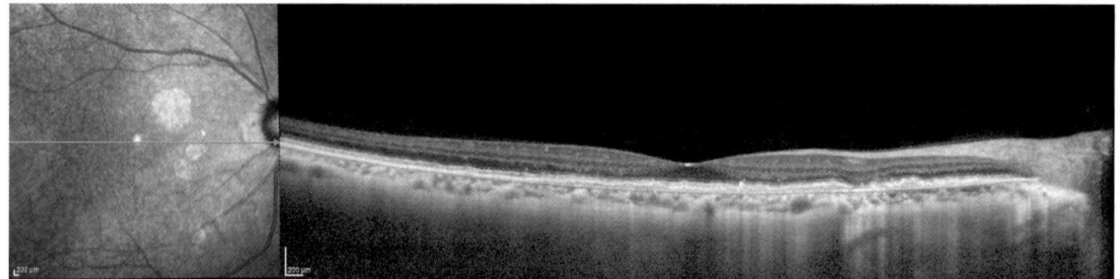

図 5. Subretinal drusenoid deposit(SDD)
RPE の上方側に沈着物がある.

常眼と比べて脈絡膜厚が薄いことが知られる[28]. しかし，抗血管内皮増殖因子療法(抗 vascular endothelial growth factor 療法：抗 VEGF 療法)により RAP でも他の加齢黄斑変性のサブタイプ同様，脈絡膜厚が薄くなることが報告されると同時に，再発に際して脈絡膜厚が厚くなることはなかったとも報告されており[29]，RAP を発症することに脈絡膜厚が直接関係するかどうかは不明である.

5. Subretinal drusenoid deposit(SDD) と thin choroid

SDD は reticular pseudodrusen(RPD)とも呼ばれ，RPE の上にある沈着物をさし，ドルーゼンが RPE の下の沈着物であるのと異なる．萎縮型 AMD や RAP と関連することが報告された[30](図 5)．SDD を持つ眼の多く(白人の 64%，アジア人の 76%)は脈絡膜厚が 200 μm 以下と薄く，患者の血清クレアチニン値はドルーゼンを持つ患者と比べて明らかに高値であったと報告された[30]が，その因果関係等については不明の点が多い.

まとめ

脈絡膜の厚みと関連しうる因子には，生理的なものと病的なものがある．殊に病的因子については視力に直接影響しかねない疾患との関連が多く，病態における意義など，今後さらなる研究の注目点となるであろう．マルチモダルイメージングの活用や経時的観察の結果が待たれる.

文　献

1) Margolis R, Spaide RF：A pilot study of enhanced depth imaging optical coherence tomography of the choroid in normal eyes. Am J Ophthalmol, **147**(5)：811-815, 2009.

2) Nagai N, Suzuki M, Minami S, et al：Dynamic changes in choroidal conditions during anti-vascular endothelial growth factor therapy in polypoidal choroidal vasculopathy. Sci Rep, **9**(1)：11389, 2019.

Summary　抗 VEGF 療法により VEGF を抑制し脈絡膜が最も薄くなったときにも，脈絡膜厚の厚い群と薄い群があることを示した．VEGF 以外の機序により脈絡膜厚が決まると考えられた.

3) Farazdaghi MK, Ebrahimi KB：Role of the Choroid in Age-related Macular Degeneration：A Current Review. J Ophthalmic Vis Res, **14**(1)：78-87, 2019.

4) Kur J, Newman EA, Chan-Ling T：Cellular and physiological mechanisms underlying blood flow regulation in the retina and choroid in health and disease. Prog Retin Eye Res, **31**(5)：377-406, 2012.

5) Nickla DL, Wallman J：The multifunctional choroid. Prog Retin Eye Res, **29**(2)：144-168, 2010.

6) Ulaganathan S, Read SA, Collins MJ, et al：Daily axial length and choroidal thickness variations in young adults：Associations with light exposure and longitudinal axial length and choroid changes. Exp Eye Res, **189**：107850, 2019.

7) Usui S, Ikuno Y, Akiba M, et al：Circadian changes in subfoveal choroidal thickness and the relationship with circulatory factors in healthy subjects. Invest Ophthalmol Vis Sci, **53**(4)：2300-2307, 2012.

8) Tan CS, Ouyang Y, Ruiz H, et al：Diurnal variation of choroidal thickness in normal, healthy subjects measured by spectral domain optical coherence tomography. Invest Ophthalmol Vis Sci, **53**(1)：261-266, 2012.

9) Wallman J, Wildsoet C, Xu A, et al：Moving the retina：choroidal modulation of refractive state. Vision Res, **35**(1)：37-50, 1995.

10) Shen L, You QS, Xu X, et al：Scleral Thickness in Chinese Eyes. Invest Ophthalmol Vis Sci, **56**(4)：2720-2727, 2015.
11) Ikuno Y, Kawaguchi K, Nouchi T, et al：Choroidal thickness in healthy Japanese subjects. Invest Ophthalmol Vis Sci, **51**(4)：2173-2176, 2010.
12) Sato M, Minami S, Nagai N, et al：Association between axial length and choroidal thickness in early age-related macular degeneration. PLoS One, 2020. in press.
13) Wakatsuki Y, Shinojima A, Kawamura A, et al：Correlation of Aging and Segmental Choroidal Thickness Measurement using Swept Source Optical Coherence Tomography in Healthy Eyes. PLoS One, **10**(12)：e0144156, 2015.
14) Sonoda S, Sakamoto T, Yamashita T, et al：Luminal and stromal areas of choroid determined by binarization method of optical coherence tomographic images. Am J Ophthalmol, **159**(6)：1123-1131 e1, 2015.
15) Li XQ, Larsen M, Munch IC：Subfoveal choroidal thickness in relation to sex and axial length in 93 Danish university students. Invest Ophthalmol Vis Sci, **52**(11)：8438-8441, 2011.
16) Yoneyama S, Sakurada Y, Kikushima W, et al：Genetic Factors Associated with Choroidal Vascular Hyperpermeability and Subfoveal Choroidal Thickness in Polypoidal Choroidal Vasculopathy. Retina, **36**(8)：1535-1541, 2016.
17) Shao L, Xu L, Wei WB, et al：Visual acuity and subfoveal choroidal thickness：the Beijing Eye Study. Am J Ophthalmol, **158**(4)：702-709 e1, 2014.
18) Spaide RF：The choroid and vision loss. Am J Ophthalmol, **158**(4)：649-650, 2014.
19) Ye J, Shen M, Huang S, et al：Visual Acuity in Pathological Myopia Is Correlated With the Photoreceptor Myoid and Ellipsoid Zone Thickness and Affected by Choroid Thickness. Invest Ophthalmol Vis Sci, **60**(5)：1714-1723, 2019.
20) Spaide RF, Curcio CA：Anatomical correlates to the bands seen in the outer retina by optical coherence tomography：literature review and model. Retina, **31**(8)：1609-1619, 2011.
21) Sayanagi K, Ikuno Y, Soga K, et al：Photoreceptor inner and outer segment defects in myopic foveoschisis. Am J Ophthalmol, **145**(5)：902-908, 2008.
22) Gaucher D, Erginay A, Lecleire-Collet A, et al：Dome-shaped macula in eyes with myopic posterior staphyloma. Am J Ophthalmol, **145**(5)：909-914, 2008.
23) Imamura Y, Iida T, Maruko I, et al：Enhanced depth imaging optical coherence tomography of the sclera in dome-shaped macula. Am J Ophthalmol, **151**(2)：297-302, 2011.
24) Ohno-Matsui K, Fang Y, Uramoto K, et al：Peridome Choroidal Deepening in Highly Myopic Eyes With Dome-Shaped Maculas. Am J Ophthalmol, **183**：134-140, 2017.
25) Viola F, Dell'Arti L, Benatti E, et al：Choroidal findings in dome-shaped macula in highly myopic eyes：a longitudinal study. Am J Ophthalmol, **159**(1)：44-52, 2015.
26) Shinohara K, Shimada N, Moriyama M, et al：Posterior Staphylomas in Pathologic Myopia Imaged by Widefield Optical Coherence Tomography. Invest Ophthalmol Vis Sci, **58**(9)：3750-3758, 2017.
27) Ellabban AA, Tsujikawa A, Matsumoto A, et al：Macular choroidal thickness measured by swept source optical coherence tomography in eyes with inferior posterior staphyloma. Invest Ophthalmol Vis Sci, **53**(12)：7735-7745, 2012.
28) Yamazaki T, Koizumi H, Yamagishi T, et al：Subfoveal choroidal thickness in retinal angiomatous proliferation. Retina, **34**(7)：1316-1322, 2014.
29) Maruko I, Iida T, Oyamada H, et al：Subfoveal choroidal thickness changes after intravitreal ranibizumab and photodynamic therapy for retinal angiomatous proliferation. Retina, **35**(4)：648-654, 2015.
30) Cheung CMG, Gan A, Yanagi Y, et al：Association between Choroidal Thickness and Drusen Subtypes in Age-Related Macular Degeneration. Ophthalmol Retina, **2**(12)：1196-1205, 2018.

MB OCULI. No. 92：59－67, 2020

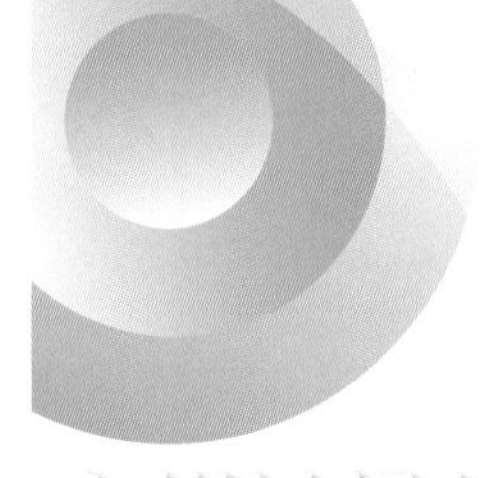

特集／再考！脈絡膜疾患診療

AZOOR-complex

岸　章治*

Key Words： 多発消失性白点症候群(MEWDS), 急性帯状潜在性網膜外層症(AZOOR), AZOOR-complex, 視細胞外節病, 光干渉断層計(OCT), 眼底自発蛍光(FAF)

Abstract：多発消失性白点症候群(MEWDS)と急性帯状潜在性網膜外層症(AZOOR)は, 視細胞外節と網膜色素上皮の破壊が主病変である. MEWDSは多数の白点が眼底に出現し, 霧視やまだら状暗点を自覚する. ときに前房や硝子体に炎症細胞がみられる. 白点は自然に消え, 自覚症状も回復する. OCTでは初期にIS/OS(視細胞内節外節接合部ライン)が, び慢性に破壊されるが, 2か月ほどで復活する. AZOORは, 眼底は一見正常で, 区域性の光視症を伴う暗点が出現する. 暗点は縮小するが, ある程度残り, 網脈絡膜萎縮をきたす. OCTでは暗点領域で, IS/OS欠損, ELM(外境界膜), 網膜外顆粒層の菲薄化等がある. 暗点の辺縁ではIS/OSが復活するが, 中央部では消失したままである. 両疾患は重複した部分が多く, 明確な境界を引くことができないため, AZOOR-complexの部分症状と考えられるようになった.

はじめに

多発消失性白点症候群(multiple evanescent white dot syndrome：MEWDS)は, 1984年にJampolらにより初めて報告された[1]. 同年に竹田らは同じ疾患を「急性散在性網膜色素上皮症」として報告している[2]. 一方, 急性帯状潜在性網膜外層症(acute zonal occult outer retinopathy：AZOOR)は, 1993年にGassにより報告された[3]. これらは網膜外層と網膜色素上皮(RPE)に病巣があると考えられていた. その後, 光干渉断層計(optical coherence tomography：OCT)で視野欠損に一致した視細胞内節外節接合部ライン(IS/OS)の消失があることから, 一次病巣は視細胞外節の破壊であると推定されている[4)5)]. 両者の類縁疾患として, acute idiopathic blind spot enlargement(AIBSE), acute macular neuroretinopathy(AMN), punctate inner choroidopathy(PIC), multifocal choroiditis and panuveitis(MFC), acute annular outer retinopathy(AAOR)がある. これらは互いに病態が重複しており, 明確な境界がない. Gassは, これらの病変はひとつの疾患の多彩な部分症状であると考え, AZOOR-complexと呼ぶことを提唱した[6]. 本疾患群の原因は不明であるが, 自己免疫疾患の合併が多い.

* Shoji KISHI, 〒371-0031　前橋市下小出町2-54-5
前橋中央眼科, 院長

MEWDS

本症は近視の若年女性に多く, 片眼の眼底に多数の白点が出現し, 霧視, まだら状暗点, 光視症の自覚がある. しばしば感冒症状を伴う. ときに前房と硝子体に炎症細胞がみられる. 眼底の白点は2, 3週間で消失し, 2か月ほどで自覚症状もほぼ回復する. OCTでは, 早期に, び慢性のIS/OSとRPEの破壊がある. 1週間すると, 外節の破壊産物が凝集し, 多数の結節をつくる. その後, IS/OSが再生され, 視力も回復する. 錐体外節先端

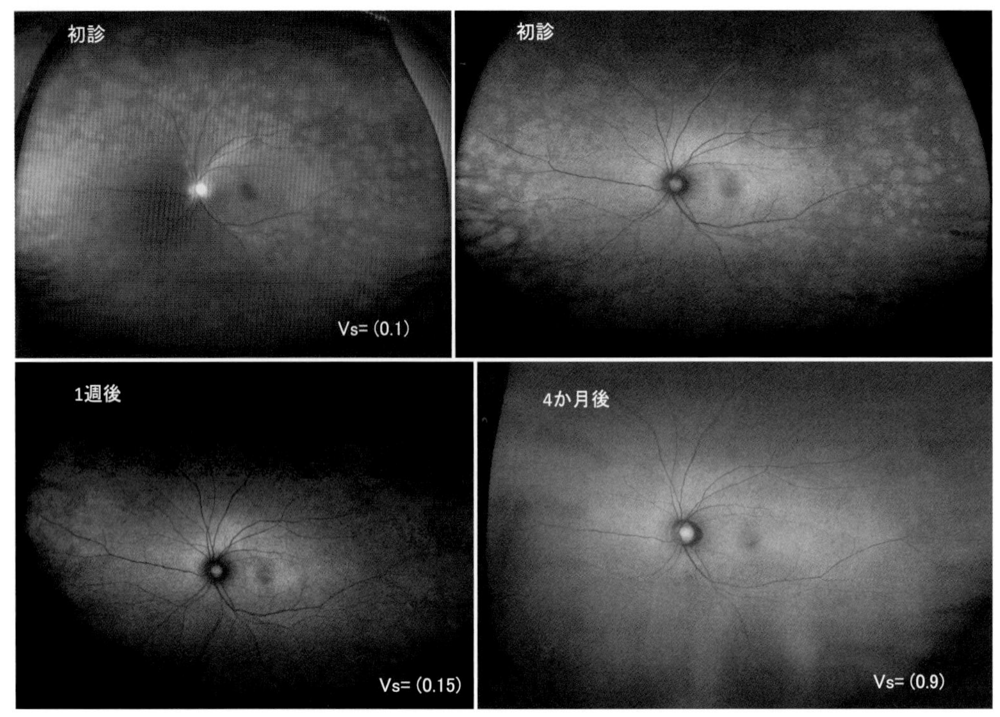

図 1. 症例 1：41 歳，女性．MEWDS

a	b
c	d

a：初診時の眼底(オプトス)
b：初診時のオプトスによる自発蛍光(FAF)
c：1 週間後の FAF
d：4 か月後の FAF

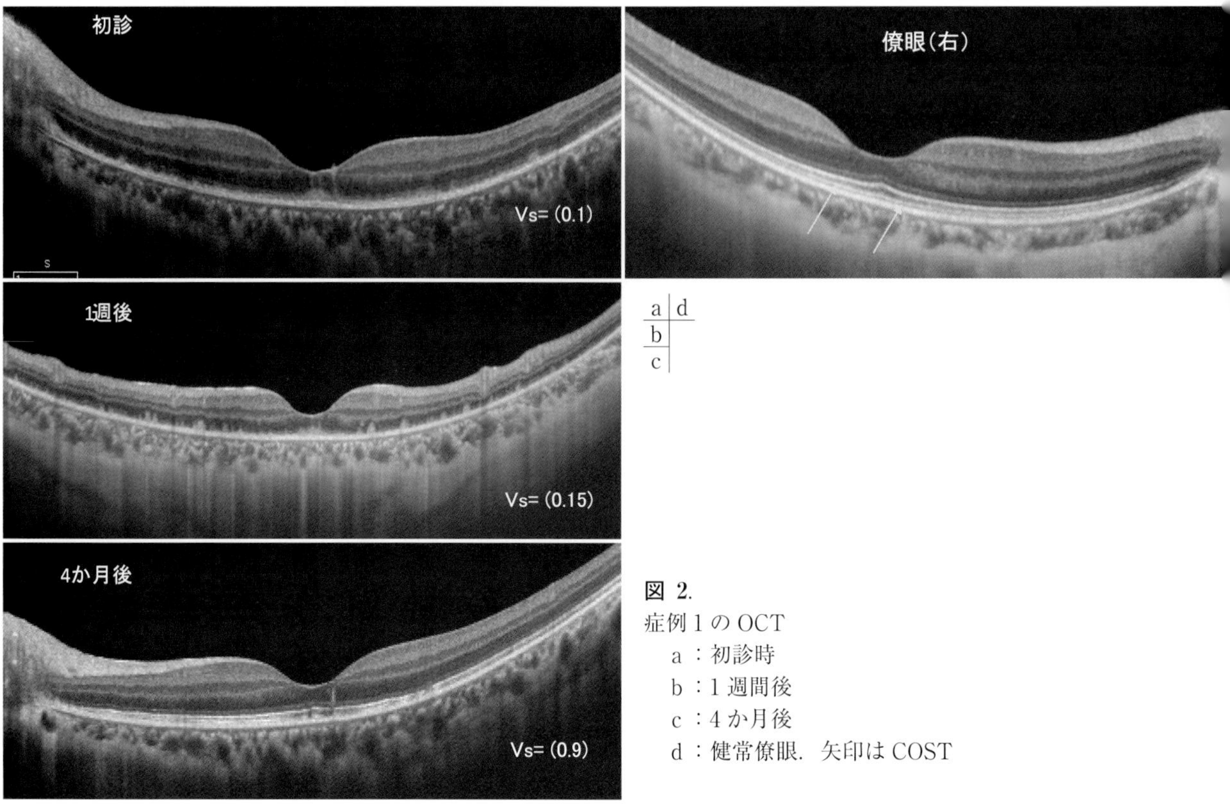

初診
Vs= (0.1)
僚眼(右)
1週後
Vs= (0.15)
4か月後
Vs= (0.9)

a	d
b	
c	

図 2.
症例 1 の OCT
a：初診時
b：1 週間後
c：4 か月後
d：健常僚眼．矢印は COST

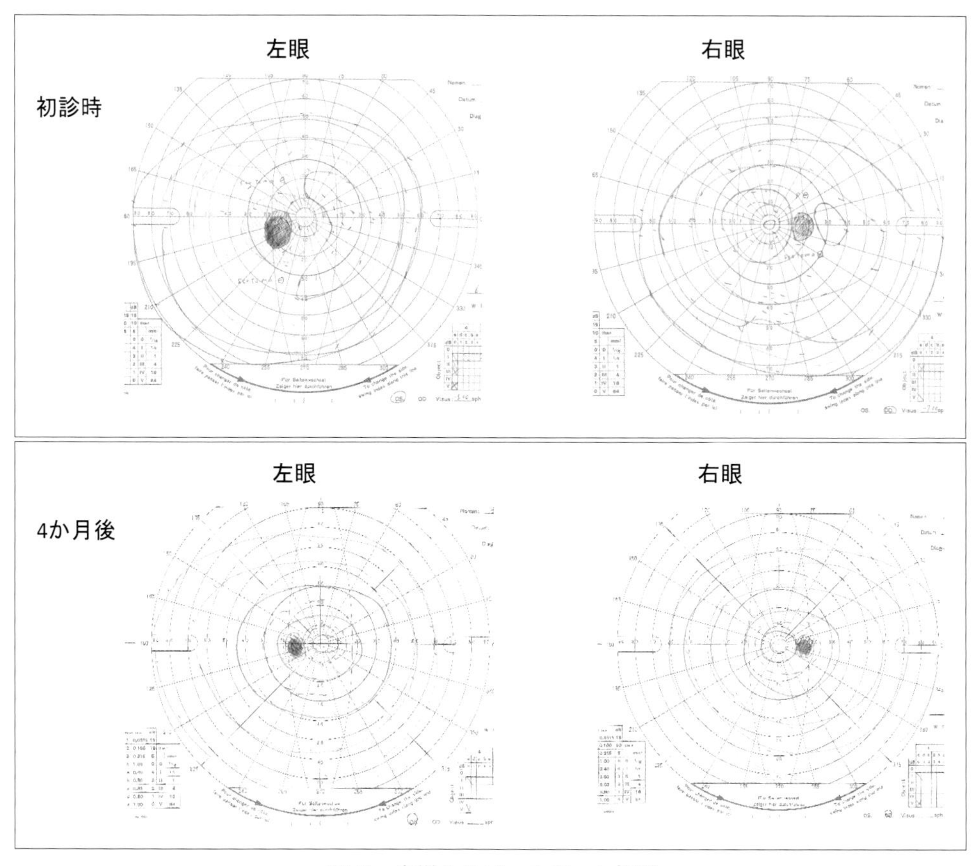

a
b

図 3. 症例 1 のゴールドマン視野
a：初診時
b：4 か月後

ライン(cone outer segment tips：COST)の再生は不良である.

症例 1：41 歳, 女性. 10 日前から左眼の中心が見えなくなり, 徐々に全体が見えなくなった. 視力は患眼(左)が 0.1(−9.00 D), 僚眼(右)1.2(−10.00 D). 左前房に細胞(1+). ステロイド点眼を開始. 左眼底の中間周辺部に白斑が多数散在していた(図 1-a). 眼底自発蛍光(fundus autofluorescence：FAF)では, 後極部は白斑の癒合によって大きな過蛍光領域となっており, その周辺に過蛍光斑が散在していた(図 1-b). OCT では後極部で IS/OS がび慢性に破壊されており, COST も消失していた. 一方, 外境界膜(external limiting membrane：ELM)は維持されていた(図 2-a). 右眼(僚眼)の OCT は正常だった. ゴールドマン視野では, 左眼にマリオット盲点拡大型の耳側視野欠損があった(図 3-a). 正常に見えた右眼には, 下方に楔状の視野欠損があった(図 3-a). 全視野網膜電図(electroretinogram：ERG)では, 患眼で, 杆体反応は消失し, 最大応答と錐体反応は著しい減弱であった. 右眼はすべての反応が正常であった(図 4-a). 1 週間後, 前房の細胞は消失. 左視力は 0.15. FAF では周辺部の過蛍光斑は癒合していた(図 1-c). OCT では, 外節の破壊産物が凝集し, 多数の結節を形成していた(図 2-b). 初診から 2 か月後には眼底と FAF は正常化し, IS/OS も復活し, 矯正視力は 0.9 に回復した. その後, 視力は横ばいであった. 4 か月後, FAF は正常化している(図 1-d). OCT では IS/OS が復活した(図 2-c). 僚眼(図 2-d)と比較してみると, COST が一部を除いて消えたままであるのがわかる. 視野は両眼ともほぼ正常になった(図 3-b). ERG では杆体反応がわずかに回復しただけで, 最大応答も錐体反応も低下したままである

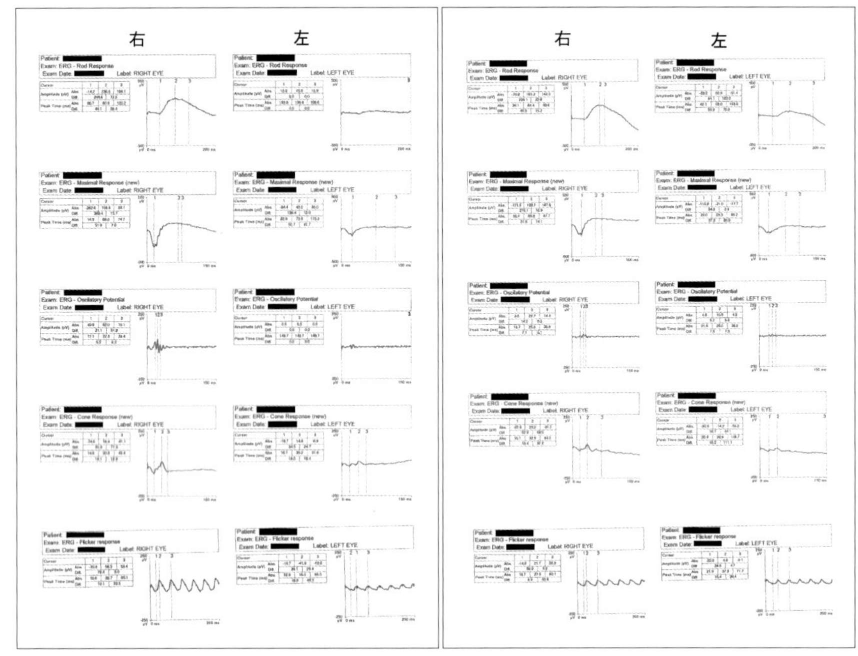

a．初診時　　　　　　　　　　　　b．4 か月後

図 4． 症例 1 の全視野 ERG

(図4-b)．患者は暗所での見づらさを訴えている．

AZOOR

本症は，眼底は一見正常だが，光視症を伴った区域性(zonal)暗点が出現する．多くは片眼性である．暗点は耳側暗点が典型的だが，中心暗点型や求心性視野狭窄等さまざまなパターンがある[7]．視野欠損と多局所網膜電図(multifocal ERG：mERG)の振幅低下領域に一致した範囲に OCT では IS/OS の欠損がある．視野欠損の深奥部では ELM と外顆粒層も消失する．

症例 2：32 歳，男性．1 か月前に右眼にチカチカした耳側暗点を自覚．球後視神経炎を疑われ，ステロイドパルスを受けたが回復しないため，紹介された．両眼正視で 1.2 であった．眼底は正常であったが(図 5-a)，FAF では乳頭周囲が過蛍光になっており，その周辺に過蛍光斑が散在していた(図 5-b)．OCT では，FAF の過蛍光部，耳側暗点，mERG の振幅低下領域に一致して光受容層の異常がみられた(図 6-上)．傍中心窩(領域(a))では COST が消失しているが，IS/OS はかろうじて維持されていた．それより乳頭側(領域(b))では IS/OS と COST が消失しており，ELM もはっきりしない．乳頭周囲(領域(c))では ELM はなく，外顆粒層が菲薄化していた．ハンフリー視野はマリオット盲点拡大型の耳側暗点があった(図 7-a：左上)．mERG ではそれに一致して振幅の低下があった(図 7-a：左下)．僚眼(左)には視野と mERG の異常はなかった．16 か月後，OCT では IS/OS と COST は傍中心窩(領域(a))で復活，領域(b)では IS/OS が半分復活, ELM は保たれていた．領域(c)では ELM が欠損し，外顆粒層が菲薄化した(図6-下)．ハンフリー視野では右眼の耳側暗点が縮小した(図 7-b)．

AZOOR と MEWDS の重複例

症例 3：32 歳，女性．1 年半前に IgA 腎症にてステロイドパルスを受けた．10 日前から左眼の注視点の周囲がまだらに見えた．矯正視力は両眼 1.2 で，−4.0 D の近視である．眼底は両眼とも一見正常で(図 8-a), AZOOR を疑った．FAF では，乳頭黄斑を含む後極部が過蛍光で，その周囲に過蛍光斑が遠心性に広がっていた(図 8-b)．これは MEWDS のパターンである．OCT で左眼は中心窩の IS/OS は保たれていたが，乳頭黄斑間ではび慢性の破壊があり，黄斑耳側ではまだら状に IS/

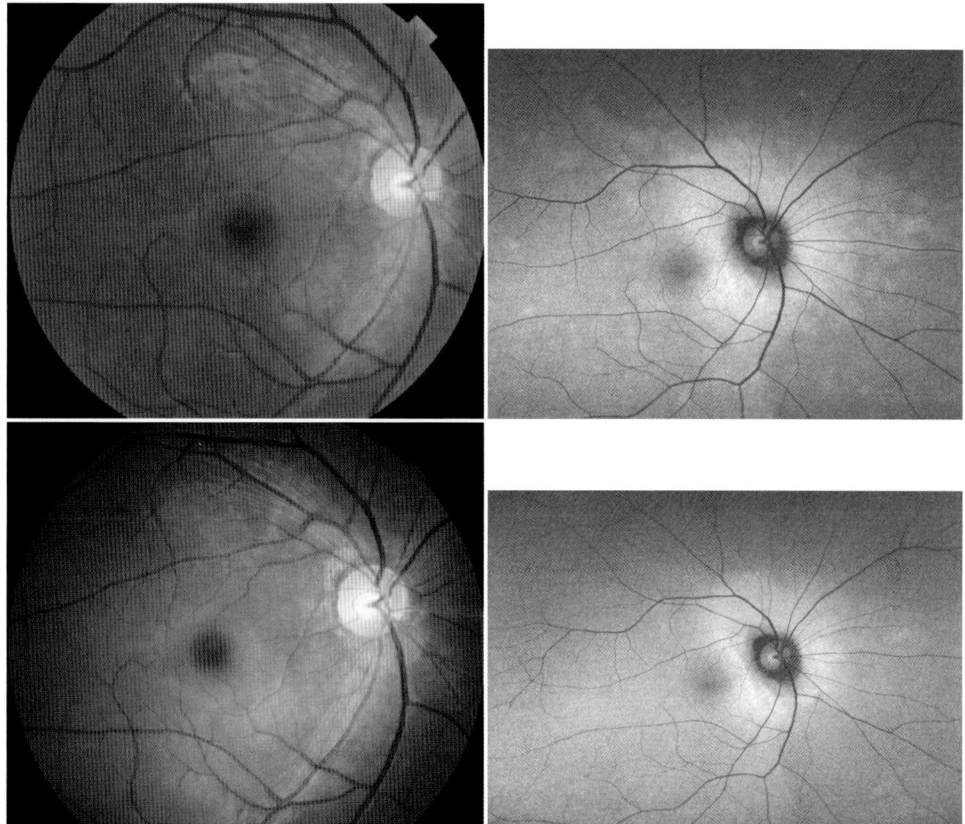

a	b
c	d

図 5. 症例 2：32 歳，男性．AZOOR
a ：初診時のカラー眼底
b ：初診時の FAF
c ：16 か月後のカラー眼底
d ：16 か月後の FAF

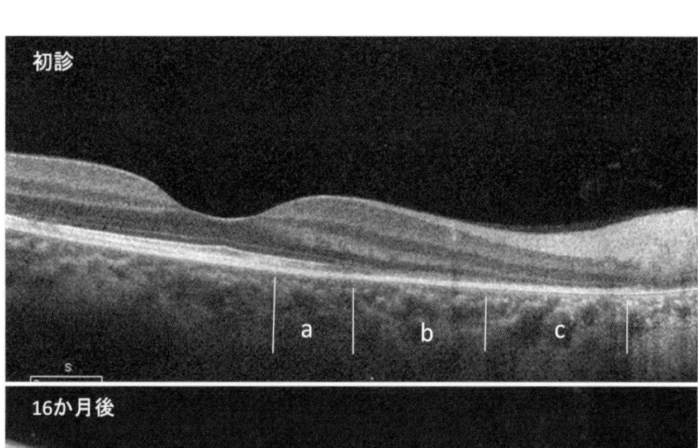

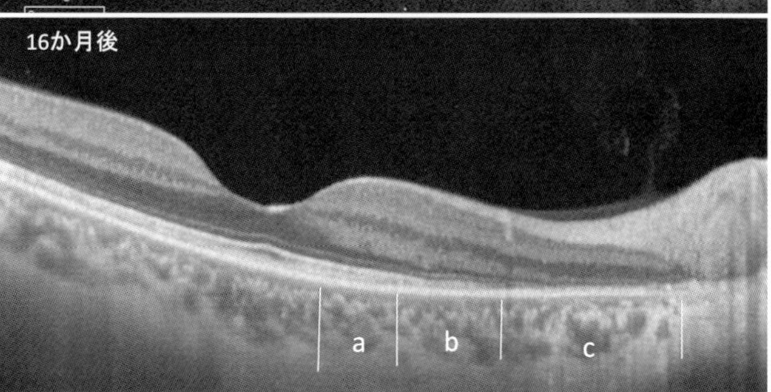

図 6.
症例 2 の OCT
上部：初診時
　領域(a)：IS/OS が消失しつつある．COST はほぼ消失
　領域(b)：IS/OS が消失，ELM はかろうじてある．
　領域(c)：ELM がなく，外顆粒層が菲薄化
下部：16 か月後
　領域(a)：IS/OS，COST が復活
　領域(b)：IS/OS が半分復活，ELM は保たれている．
　領域(c)：ELM 欠損，外顆粒層が菲薄化

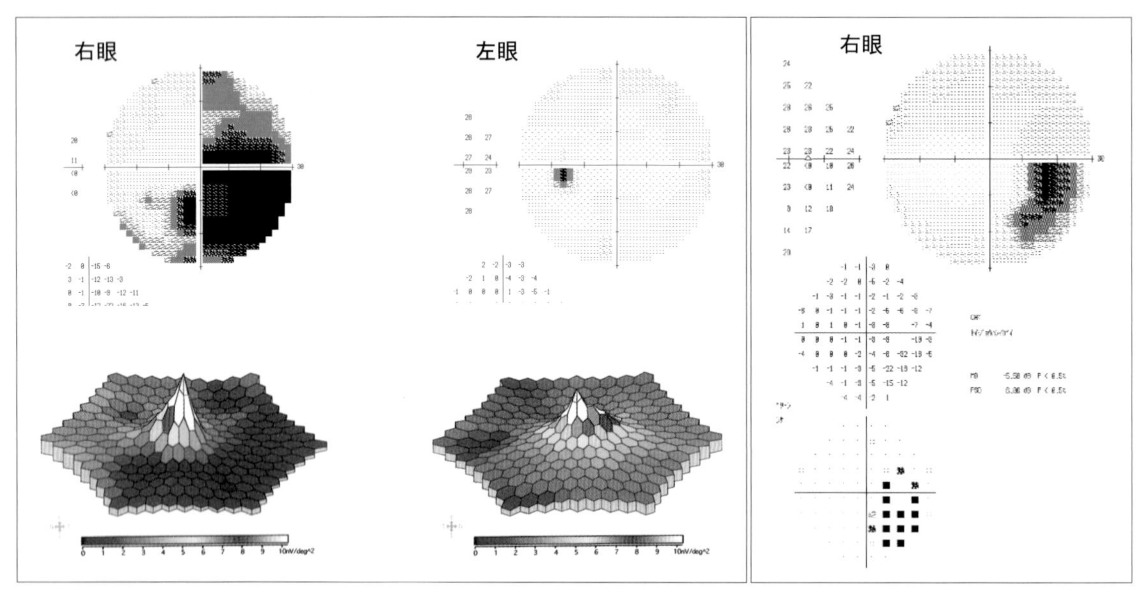

図 7. 症例 2 のハンフリー視野と多局所網膜電図 a|b
a：初診時．視野欠損と振幅低下領域が一致．左眼は正常
b：16 か月後．右眼の暗点が縮小した．

OS が欠損しており，MEWDS の特徴を示した(図 8-c)．ハンフリー視野では，患眼(左)は乳頭から神経線維に沿った弧状の暗点があった(図 9-a)．僚眼(右)は，自覚症状がなく，眼底，FAF，OCT ともに正常であったが，ハンフリーのトータル偏差(年齢補正正常値との比較)では感度が低下している(図 9-a)．1 か月後，左眼のまだら状暗点は消えたが，暗所で見づらいとのことであった．眼底は正常のままで，左眼の FAF が正常化した(図 8-d)．OCT では IS/OS は復活していた(図 8-e)．これは MEWDS の特徴である．僚眼(図 8-f)と比較してよくみると，COST は消失したままである(図 8-e)．ハンフリー視野では患眼(左)の中心暗点と弧状暗点は消えたが，神経線維に一致した暗点がある．トータル偏差では中央の感度低下が残存している．僚眼でも中央のトータル偏差の低下が少し残っている(図 9-b)．

病態に関する考察

①MEWDS も AZOOR も視細胞外節の障害が一次病巣である．前者では視野障害が回復するが，後者は残存する．この差はどこからくるのであろうか．光受容体は視細胞の内節と外節からなる．外節は細胞膜が円板状に重層し，RPE に向かって伸展している．内節は近位側の myoid と遠位側の ellipsoid からなる．Myoid にはリボゾームや粗面小胞体が豊富で，ellipsoid にはミトコンドリアが豊富である．ここで盛んに蛋白合成が行われ，外節の資材を作っている．外節の先端は RPE の微絨毛に包まれており，毎日少しずつ貪食される．一方では内節から新しい外節が作られる．この結果，外節は 10〜14 日で再生する．したがって外節だけの破壊なら，内節による再生が可能である．これが IS/OS が再生する機序と考えられる．一方，内節まで障害されると外節の再生ができないだけでなく，視細胞(外顆粒層)がアポトーシスする．ELM の消失は内節の破壊を反映すると考えられる．視細胞がアポトーシスすると，長期的には網脈絡膜萎縮に移行する．ここでいう IS/OS とはあくまで視細胞内節外節接合部のことである．これを ellipsoid zone(EZ)と呼ぶと内節遠位側(ellipsoid)も破壊されたことになり，病態の解釈に混乱をきたす．

②OCT の解像力の向上により，COST が観察されるようになった．軽症の AZOOR では，IS/OS は正常で COST だけが欠損することがある[8]．COST は IS/OS と RPE の間にある第 3 の反射

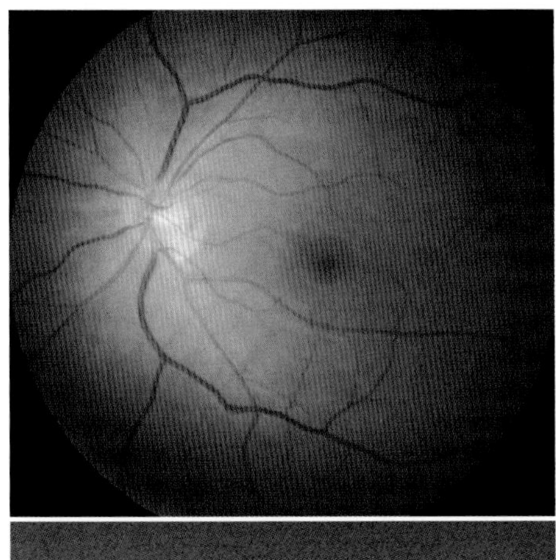

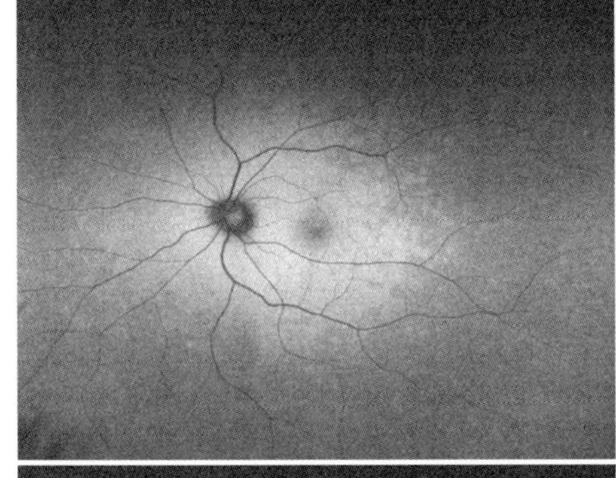

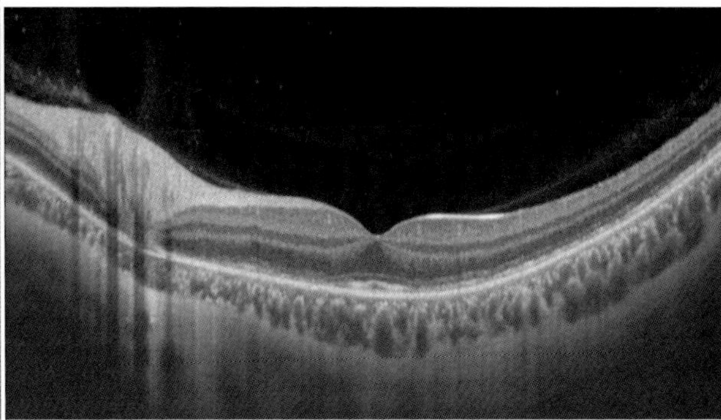

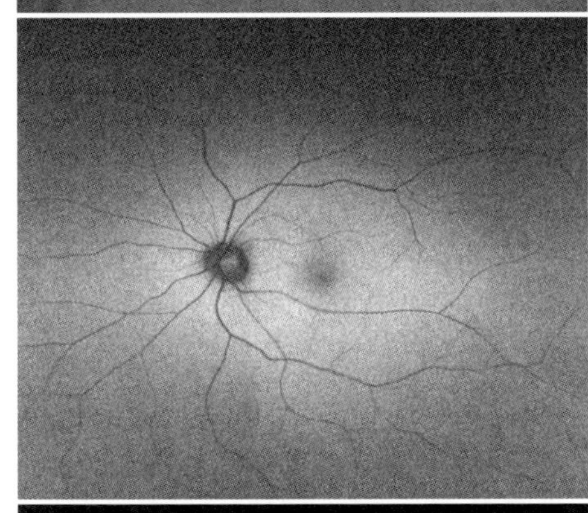

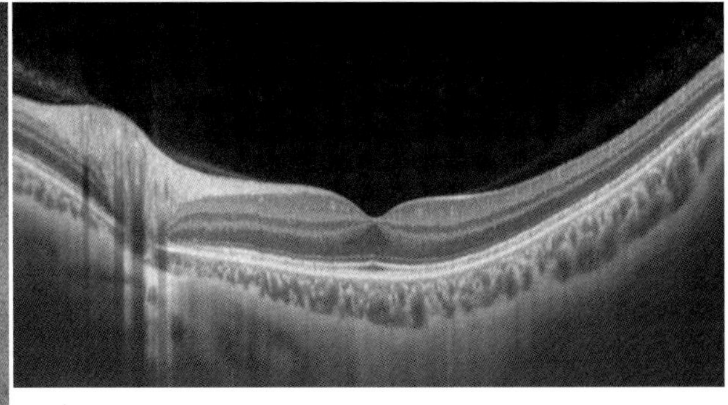

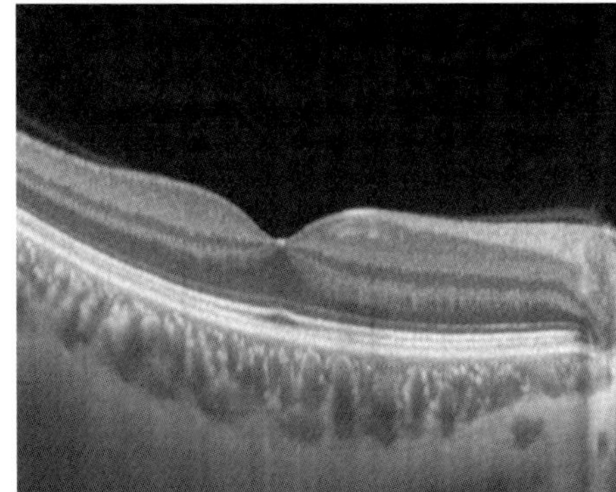

a	
b	c
d	e
f	

図 8.
症例 3：32 歳，女性．AZOOR と MEWDS の重複例
a：初診時のカラー患眼底(左)
b：初診時 FAF
c：初診時 OCT
d：1 か月後の患眼 FAF
e：1 か月後の患眼 OCT
f：正常な僚眼(右)の OCT

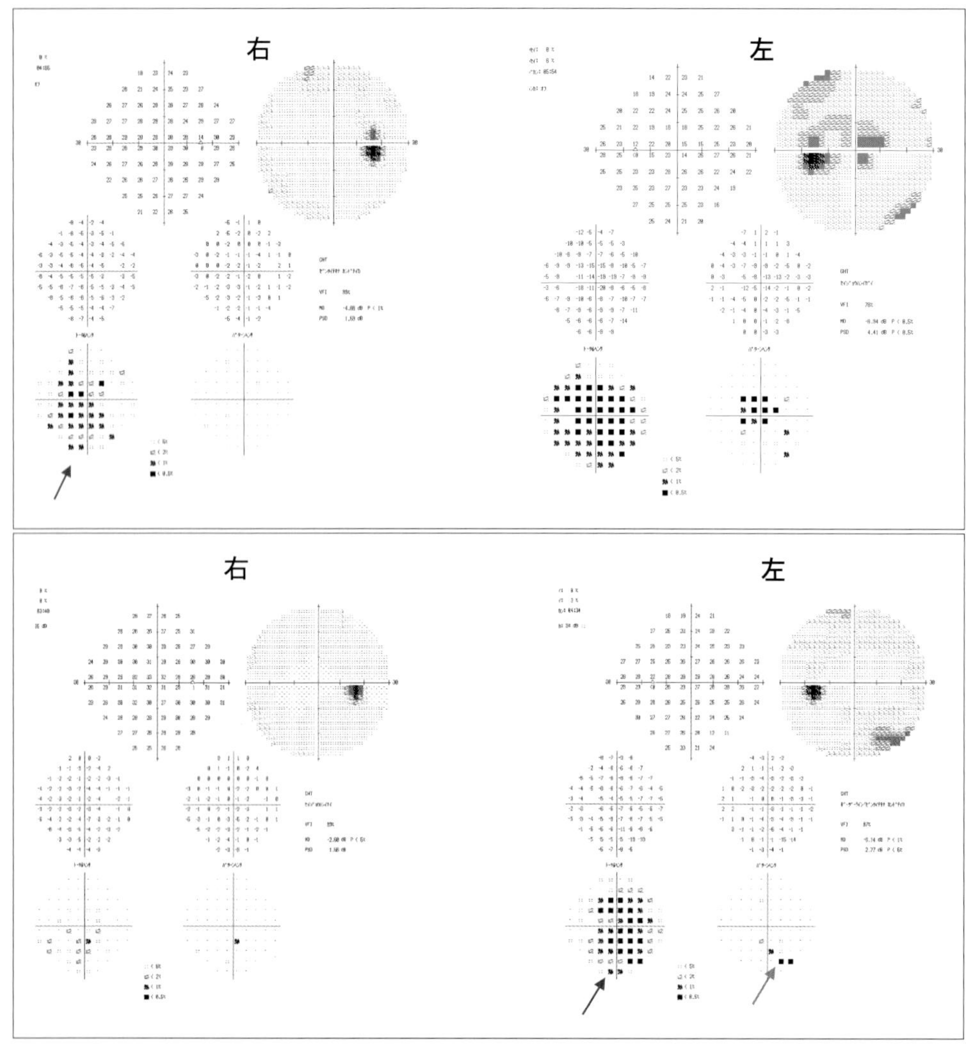

図 9. 症例 3 のハンフリー視野

a：初診時．患眼(左)の中央に弧状の暗点がある．僚眼(右)にもトータル偏差の低下がある(赤矢印)．

b：1 か月後．グレースケール表示では，患眼(左)の中心視野は回復したが，トータル偏差の低下(赤矢印)が残っている．視神経の走行に一致した視野欠損(青矢印)もある．僚眼(右)のトータル偏差の低下がわずかに残っている．

a/b

ラインで，錐体外節先端に相当する．錐体の長さは杆体の半分であるため，RPE は細長い微絨毛を伸ばし，錐体の先端を包んで(interdigitate)いる．Matsui らは AZOOR-complex では COST が最も障害を受けやすく，最も回復しにくいと報告している[9]．最近，COST は interdigitation zone と呼ばれているが，杆体先端も RPE の微絨毛と interdigitate しているので，何を指すか不明瞭になった．用語の改悪である．

③眼底自発蛍光(FAF)：FAF では検眼鏡では見えない病巣を検出できる[10)11)]．この結果，MEWDS と AZOOR の類似性が明らかになった．AZOOR は検眼鏡的には一見正常だが，FAF では後極部の過蛍光に加え，周囲に MEWDS に似た散在性の過蛍光斑が検出される．AZOOR でも求心性の視野の改善に伴って過蛍光部が縮小する．FAF の変化は RPE の一過性障害を示唆する．RPE 機能を反映する electro-oculogram(EOG)でも一過性の低下が報告されている[2)]．

④**電気生理検査**：MEWDSでは外節がび慢性に破壊されるので，全視野ERGで著明に低下する．しかしAZOORでは暗点が小さいとERGは一見正常である．mERGの登場により，振幅低下領域と視野欠損とIS/OS欠損の範囲が一致することがわかった[4]．MEWDSではIS/OSが復活し，視野も良くなるが，暗所での見づらさが残る．これはERGにおける振幅低下の持続に相当する．

⑤**視　野**：MEWDSでは，眼底とOCTも正常で，自覚症状もない僚眼に視野障害が半数以上に合併する[5]．OCTでganglion cell analysisをすると，患眼と僚眼ともに神経節細胞層の欠損がほとんどの例で検出される[12]．これは両眼性の視神経障害を示す．感冒様症状がしばしば合併することから，くも膜下腔の炎症による視神経炎が起こっている可能性がある．

おわりに

AZOOR-complexの治療法は確立されていない．自己免疫が想定されるので，ステロイドの内服や点滴が行われることがある．重症例へのステロイドパルスは自験例では有益であった．しかし，自然回復なのかステロイドの効果なのかは判定できない．

文　献

1）Jampol LM, Sieving PA, Pugh D, et al：Multiple evanescent white dot syndrome. I. Clinical findings. Arch Ophthalmol, **102**(5)：671–674, 1984.

2）竹田宗泰，木村小百合，田宮宗久ほか：急性散在性網膜色素上皮症．日本眼科紀要，**35**：2613–2620，1984.

3）Gass JDM：Acute zonal occult outer retinopathy. J Clin Neuro-Ophthalmol, **13**：79–97, 1993.

4）Li D, Kishi S：Loss of photoreceptor outer segment in acute zonal occult outer retinopathy. Arch Ophthalmol, **125**：1194–1200, 2007.
Summary　AZOORの初発病変が視細胞外節の破壊であることを示した文献.

5）Li D, Kishi S：Restored Photoreceptor Outer Segment Damage in Multiple Evanescent White Dot Syndrome. Ophthalmol, **116**(4)：762–770, 2009.

6）Gass JDM：Are acute zonal occult outer retinopathy and the white spot syndromes (AZOOR complex) specific autoimmune diseases? Am J Ophthalmol, **135**：380–381, 2003.

7）Saito S, Saito W, Saito M, et al：Acute zonal occult outer retinopathy in Japanese patients：clinical features, visual function, and factors affecting visual function. PLoS One, **10**(4)：e0125133, 2015.

8）Tsunoda K, Fujinami K, Miyake Y：Selective abnormality of cone outer segment tip line in acute zonal occult outer retinopathy as observed by spectraldomain optical coherence tomography. Arch Ophthalmol, **129**：1099–1101, 2011.

9）Matsui Y, Matsubara H, Ueno S, et al：Changes in outer retinal microstructures during six month period in eyes with acute zonal occult outer retinopathy-complex. PLoS One, **9**(10)：e110592, 2014.

10）Fujiwara T, Imamura Y, Giovinazzo VJ, et al：Fundus Autofluorescence and Optical Coherence Tomographic Findings in Acute Zonal Occult Outer Retinopathy. Retina, **30**(8)：1206–1216, 2010.

11）Hashimoto H, Kishi S：Ultra-wide-field fundus autofluorescence in multiple evanescent white dot syndrome. Am J Ophthalmol, **159**(4)：698–706, 2015.

12）Akiyama H, Itakura H, Li D, et al：Retinal Ganglion Cell Analysis in Multiple Evanescent White Dot Syndrome. BMC Ophthalmol, **14**：132, 2014.

好評書籍

編集　鹿嶋友敬
今川幸宏
田邉美香

ここからスタート！
眼形成手術の基本手技

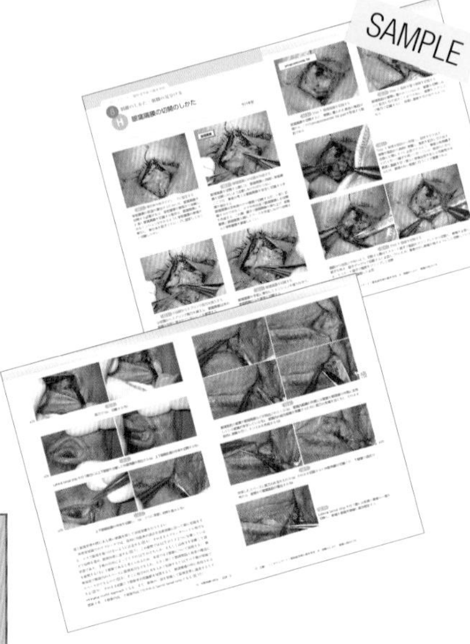

眼形成手術に必要な器具の使い方、症例に応じた手術デザインをはじめ、麻酔、消毒、ドレーピングを含めた術中手技の実際を、多数の写真やシェーマを用いて気鋭のエキスパートが解説！
これから眼形成手術を学んでいきたい眼科、形成外科、美容外科の先生方にぜひ手に取っていただきたい１冊です。

CONTENTS

1　眼瞼を知る
A．眼瞼の解剖／B．（上眼瞼）眼瞼ごとの違い
2　器具の選び方
A．眼瞼手術　器械一覧／B．挟瞼器の使い方／C．バイポーラの選び方
3　眼瞼の手術デザイン
A．上眼瞼
皮膚弛緩／多重瞼　など
B．下眼瞼
下眼瞼・内反症のデザイン：先天性睫毛内反症　など
C．デザイン時の注意点
4　麻酔をマスターする
A．麻酔薬の種類と手術に応じた選択／B．局所麻酔投与位置／C．注入の仕方　など
5　消毒のしかた
6　ドレーピング
眼瞼手術における覆布の選び方　など
7　切開のコツ
メスの選び方と使い分け　など
8　剥離のしかた・組織の見分け方
眼輪筋と眼窩隔膜の剝離／上眼瞼挙筋腱膜の切開のしかた／挙筋腱膜とミュラー筋の剥離のしかた／眼窩隔膜の切開のしかた　など
9　止血を極める
出血点見極めのコツ　など
10　縫　合
縫合糸の種類　など
11　周術期管理
術後クーリングと圧迫は必要か？／手術終了時のドレッシングについて　など

B5 判　オールカラー　184 頁
定価（本体価格 7,500 円＋税）
2018 年 1 月発行

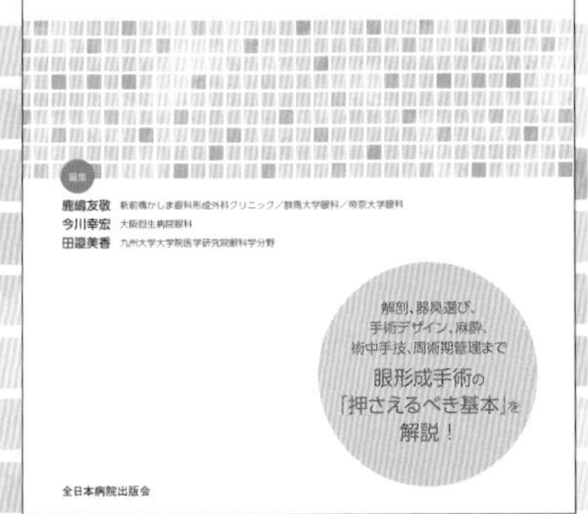
ここからスタート！
眼形成手術の
基本手技
編集
鹿嶋友敬 新前橋かしま眼科形成外科クリニック／群馬大学眼科／帝京大学眼科
今川幸宏 大阪回生病院眼科
田邉美香 九州大学大学院医学研究院眼科学分野
解剖、器具選び、
手術デザイン、麻酔、
術中手技、周術期管理まで
眼形成手術の
「押さえるべき基本」を
解説！
全日本病院出版会

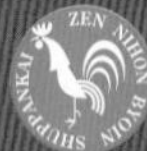
ZEN NIHON BYOIN SHUPPANKAI

全日本病院出版会
〒113-0033 東京都文京区本郷 3-16-4　Tel:03-5689-5989
www.zenniti.com　Fax:03-5689-8030

MB OCULI. No. 92：69－75, 2020

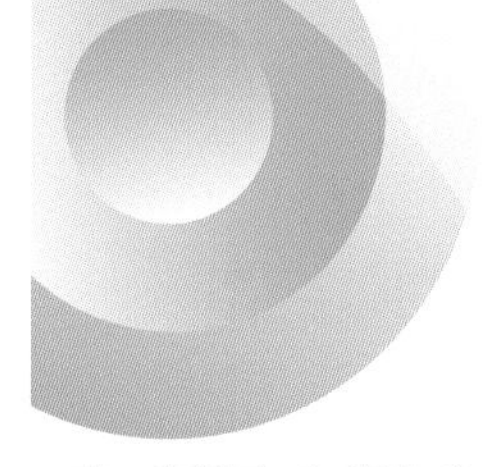

特集／再考！脈絡膜疾患診療

Vogt-Koyanagi-Harada disease：VKH

丸山和一*

Key Words： 肉芽腫性ぶどう膜炎(granulomatous uveitis)，メラノサイト(melanocyte)，漿液性網膜剝離(serous retinal detachment)，脈絡膜肥厚(thick choroid)，糖質コルチコイド(glucocorticoid)

Abstract： Vogt-Koyanagi-Harada disease(VKH)は，肉芽腫性ぶどう膜炎の病態を呈すメラノサイトに対する全身性自己免疫疾患である．原因は不明で，HLA-DRB10405に強い相関がある．眼病変以外にも感音性難聴，無菌性髄膜炎，皮膚白斑等の症状を発症することがある．眼病変はびまん性脈絡膜炎を発症し，病態の主座は脈絡膜である．それに伴い，視神経乳頭浮腫，漿液性網膜剝離等，特徴的な所見を呈するので，比較的診断は容易である．しかし，的確な時期に的確な治療を行わないと遷延型に移行するため注意が必要である．本邦における治療は糖質コルチコイドによるパルス療法＋漸減療法，または糖質コルチコイドの大量漸減療法である．副作用に注意しながら，治療を約半年以上かけて行う必要がある．

緒　言

Vogt-Koyanagi-Harada disease(VKH)は，一般外来診療において，しばしば遭遇する疾患である．全身のメラノサイト(色素含有細胞)に対する，自己免疫疾患と考えられている．眼局所だけでなく，メラノサイトの存在する部位で，免疫反応が惹起される．そのため，眼症状(肉芽腫性ぶどう膜炎による)以外に，感音性難聴(内耳)，無菌性髄膜炎(くも膜)，白髪化(毛根)，皮膚白斑が出現することがある．特に，白髪や皮膚白斑は炎症が遷延化した症例で多くみられる．Vogt-Koyanagi-Haradaと3名の名前がつけられた疾患であり，最初にAlfred Vogt先生が，1906年に18歳の患者で睫毛が白髪化した症例を報告した．しかしVogt先生は，このとき虹彩炎等には注目していなかった．その後，東北大学の小柳美三先生が，1914年に2例の交感性眼炎に類似した外傷の既往のない，虹彩炎・ぶどう膜炎を報告した．その後，小柳先生は1929年に本疾患のreviewを報告しており，そのなかに1911年に東京大学の河本重次郎先生が報告した，本疾患と同様の症状を呈した症例も引用している．このことから，日本では小柳先生よりも前に，1911年にすでに，河本先生が本疾患を報告していたことがわかる．その後，1923年から1926年にかけて，東京大学の原田永之助先生が本疾患の急性期(視神経網膜炎・網脈絡膜炎)から終末期(夕焼け眼底)にいたるまでの経過を報告している．原田先生が報告したのは，後眼部の所見であり，初期は前眼部炎症がないか，または軽いとの報告をされている．VKHと称されるようになったのは，1955年ほどからで，1970年までにはほぼ本疾患をVKHと呼ぶようになった[1)]．

疫　学

VKHは日本において大学病院に受診するぶど

* Kazuichi MARUYAMA，〒565-0871　吹田市山田丘2-2　大阪大学医学部眼科学教室，寄附講座准教授

表 1. VKH の診断基準について

次にしめすすべての項目を満たすもの＝完全型 VKH
1. 先行する眼外傷がない **2. 他の眼疾患がない** **3. 両眼性** ・病初期の所見として (1) びまん性脈絡膜炎 (2) 漿液性網膜剝離(局所・胞状の網膜剝離) (3) 造影検査における脈絡膜の充塡遅延・点状漏出・大きな円形の過蛍光・乳頭の過蛍光 (4) びまん性の脈絡膜の肥厚が超音波で証明される ・病後期の所見として (1) 上記の所見が存在したことを窺わせる所見 (2) 脱色素現象，夕焼け眼底，杉浦サイン (3) 上記以外の眼症状：脈絡膜の脱色素斑を示す瘢痕，網膜色素上皮の集簇・遊走 (4) 再発・慢性の前部ぶどう膜炎の発症 **4. 神経学的所見／聴覚所見** **5. 皮膚所見(白斑)**
1〜3 の項目を満たし，4 または 5 の症状をしめすもの＝不完全型 VKH
上記完全型の眼所見が両眼にみられ，その他の全身あるいは眼病変，過去の眼外傷なし＝VKH 疑い

う膜炎のうち約 7％をしめると考えられている[2]．発症年齢に好発はなく，小児〜老人まで幅広く発症する．Ohno らは，女性よりも男性のほうが発症する確率が高いと報告している[3]．しかし一方で，発症には性差がないとの報告もある．免疫学的には HLA-DRB10405 に 90％以上の強い相関を示す．VKH の発症に関与する抗原(未だ不明である)の提示されている HLA 分子の構造は，比較的多様性が少ないと考えられており，抗原提示の過程が VKH の発症を解明する可能性がある．

全身所見

眼所見発症前(1〜2 週間前ほど)に軽度の風邪症状をみとめ，微熱，全身倦怠感，関節痛，頭髪部の知覚過敏(ピリピリ感)，耳鳴り，難聴，頸部硬直等，多彩な所見を呈することがある．

診断基準

2001 年にガイドラインとして発表された診断基準を表 1 に示す．本邦における VKH の診断は，急性期にほぼ incomplete または probable になる．診断が確実にされるため，的確な治療により，多くは complete VKH となることは少ない．しかし，ときに小児で complete VKH になってから眼科受診し診断されるものがある．

眼所見について

1．前眼部

VKH の初期は，前眼部に炎症は波及していない．前眼部に炎症が波及している状態が観察できる場合は，発症からある程度時間が経過している．そのような場合，毛様体に炎症が起こり，腫脹している．UBM(超音波生体顕微鏡)で確認すると脈絡膜と強膜の間に間隙が出現している．その結果，水晶体の前方移動が起こり，浅前房となる．稀に両側性の閉塞隅角緑内障発作として，VKH が紹介されることがあるので，注意する必要がある．炎症が高度の状態では，虹彩後癒着や周辺虹彩前癒着(PAS)，ときには虹彩に肉芽腫病変を認めることがある．また，フレア値は VKH の炎症強度を観察するのに適している．炎症が遷延している症例では，前房内フレア値が高く，治療を行っても再発する症例が多いことを示唆していることが我々の研究で判明している[4]．

2．後眼部

VKH における病態の主座は，脈絡膜であるため，後眼部には種々の症状が現れる．炎症が高度になると，硝子体内に炎症細胞の浸潤を認めることがある．しかし，急性期には視神経は視神経炎様所見を呈することがあり，乳頭部は境界不明

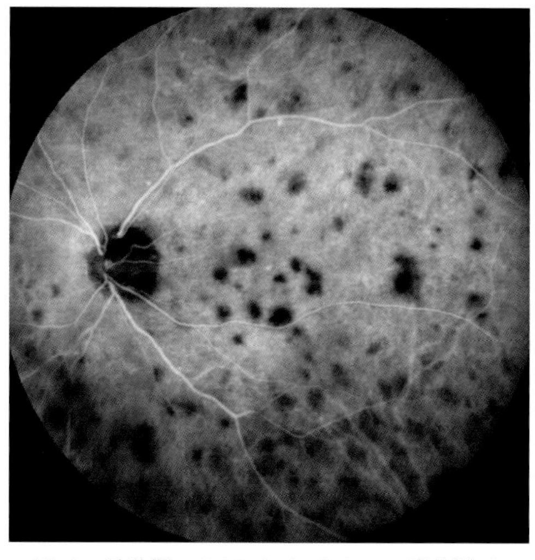

図 1. 活動期のVKHにおけるICG造影検査のdark spots

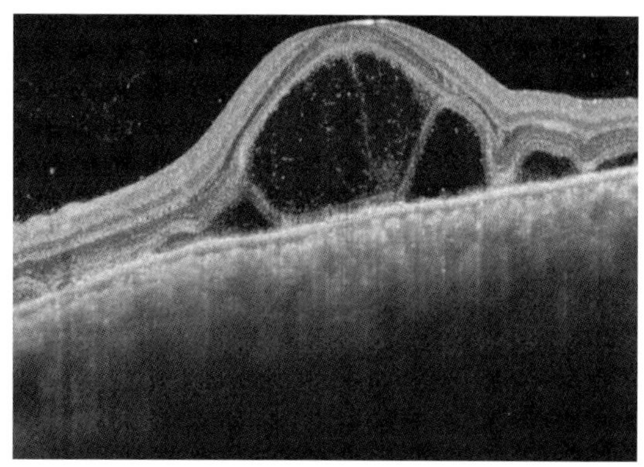

図 2. 活動期のVKHにおけるSS-OCT検査の網膜所見(網膜剝離型)
網膜内の特徴的な隔壁を持った所見

瞭・発赤・腫脹を認めることがある．網膜では後極部を中心に漿液性網膜剝離を認め，脈絡膜は肥厚し，炎症が強いと脈絡膜剝離を引き起こすこともある．VKHには2つの型があることが知られている．若年発症する型は，特徴的な網膜所見(多房性の網膜剝離様所見)を呈する＝網膜剝離型，高齢発症する型は，特徴的な網膜色素上皮の波打ち所見を呈し，乳頭腫脹が顕著である＝乳頭型である．乳頭型のほうが，診断が困難で，遷延型に移行しやすいと報告されている[5]．

診断するための有用な所見について(検査所見より)

1．びまん性脈絡膜炎

Indocyanine green(ICG) angiographyにおいて，脈絡膜の充填遅延が起こり，さらに造影後期にdark spots areaを認める[6](図1)．Optical coherence tomography(OCT)検査において，脈絡膜の肥厚を認める．OCTはenhanced depth imaging(EDI)OCTまたはswept source OCTを用いて，脈絡膜まで信号を浸達させ，脈絡膜の詳細を確認する．特に急性期には脈絡膜の厚みが1,000 μm以上になっており，脈絡膜と強膜の境界が不鮮明となっている．さらに，脈絡膜が毛様体部位まで剝離をきたしている場合は，UBMにて毛様体剝離をみることができる．また，脈絡膜の血流を確認するために，Hirookaらは，laser speckle flowgraphy(LSFG)を用いている．VKHでは病初期に脈絡膜の血流が低下し，治療後に血流が回復することが知られている[7]．また，我々もLSFGを用いて治療介入後早期に脈絡膜血流が回復しない症例では，遷延型に移行する可能性が高いことを報告している[4]．このことから脈絡膜の血流が，脈絡膜炎の状態を反映している可能性がある．VKHは肉芽腫性ぶどう膜炎であるため，脈絡膜内に肉芽腫病変が存在すると考えられており，剖検例の組織像では多数の類上皮細胞様細胞が集簇し，メラニン色素を貪食している像が認められている．

2．網膜病変

VKHでは急性期に特徴的な網膜剝離像がOCT検査で得られる．漿液性網膜剝離や網膜内が房状に分離したようにみられる所見が観察される(図2)．多房状の網膜所見は，治療後すぐに消失する．しかし，漿液性網膜剝離は治療後も継続してみられることがある．蛍光眼底造影検査(FAG)においても，造影初期より点状の漏出点を認め，徐々に融合する．OCT所見のように，房に一致して蛍光漏出所見が認められる(図3)．また視神経部位は過蛍光となり，滲出反応も認められる．病態が進行した症例では，下方網膜を中心に丈の高い滲出性網膜剝離を認めることがある．

また，漿液性網膜剝離に色素上皮のラインが波打つようにみられる特徴的な所見もみられること

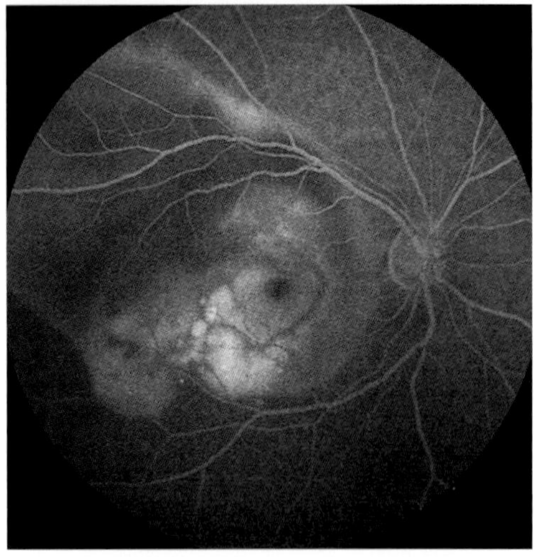

図 3. 活動期の VKH における FAG 検査の網膜剝離に一致した造影剤充填所見

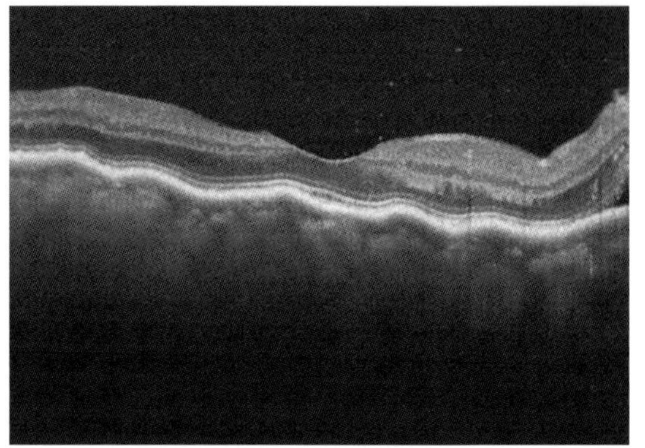

図 4. 活動期の VKH における SS-OCT 検査の網膜所見(乳頭型)
網膜色素上皮の波打ち所見

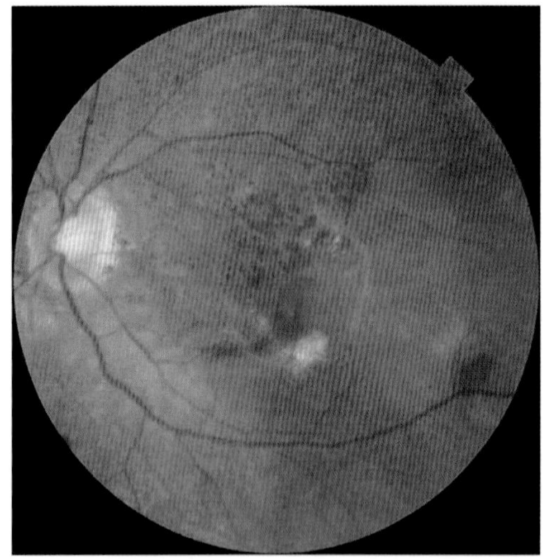

図 5. 夕焼け状眼底と色素沈着を多く認める VKH

がある．この所見は，高齢発症の VKH で認められることが多く，検眼鏡検査では視神経乳頭部の発赤のみの所見しかわからないことが多い．実際に OCT 検査を行って初めて RPE の波打ち所見が発見されることがある(図 4)．

治療後または病後期にいくつかの網膜病変が出現することがある．周辺網膜を中心に黄白色・円形の病変が認められるようになる．これは以前 Dalen-Fuchs 斑といわれていたものである．その他の所見として，乳頭部の peripapillary atrophy，黄斑浮腫や網膜前膜等，経過中にいくつかの病変が出現することがある．また，視力低下に直結する脈絡膜新生血管が出現することがある．脈絡膜新生血管の出現する症例では，前房炎症が強く，さらには黄斑部に多くの色素沈着が認められる症例に多いとの報告がある(図 5)．病態が末期になると，脈絡膜の色素脱失が進行し，強膜が透けてみえるようになり，眼底観察をするために，光を入射すると網膜が夕焼け状に観察できる．これは脈絡膜組織に色素を多く持つアジア人でよく観察される所見である(図 5)．

治療について

VKH の病態はメラノサイトに対する自己免疫反応によって惹起される．しかし，VKH の自己免疫反応の詳細は判明しておらず，特異的な免疫反応を抑制することはできない．そのため，免疫反応全般を抑制する必要がある．VKH は全身疾患であるため，本邦では，糖質コルチコイドによるパルス療法＋漸減療法または大量漸減療法のどちらかを選択することが多い．パルス療法はメチルプレドニゾロン 1 g の点滴静注を 3 日間投与したあと，プレドニゾロン 1 mg/kg/day または最大量 60 mg/day より漸減し，半年以上をかけプレドニゾロンを中止する．炎症が高度なときに，パルス療法を繰り返すことを推奨している報告はあるが，量や回数等の根拠は乏しい．そのため，我々はパルス療法は初回だけで，その後は漸減するプ

表 2. VKH の糖質コルチコイドパルス療法＋漸減療法について

糖質コルチコイド量(mg)	投与日数／回	通算投与日数(日)
1,000	3	3
60	7	10
50	7	17
45	7	24
40	14	38
35	14	52
30	14	66
25	14	80
20	28	108
15	28	136
10	28	164
5	28	192
2.5	28	220
2	28	248
1	28	276
0.5	28	304

レドニゾロンの量を調整する(表 2)．パルス療法は免疫抑制ではなく，炎症反応抑制であり，免疫抑制についてはその後のプレドニゾロン漸減療法が重要である．日本ではプレドニゾロン等の糖質コルチコイドのみの免疫抑制治療である．しかし，海外に目を向けてみると，シクロスポリンやメソトレキセート，タクロリムス，アザチオプリン等の免疫抑制薬を併用していることが多い．近年，本邦でも再燃例や遷延型に対しては，糖質コルチコイドとともに，シクロスポリン，それでも効果のない場合は生物学的製剤である抗 TNF 阻害剤(アダリムマブ)を投与する．本邦では，VKH の遷延型や再燃例に使用できる免疫抑制薬はシクロスポリンのみであり，海外とは異なりその他の免疫抑制薬は使用できないのが現状である．糖質コルチコイドを使用する場合，注意をしないといけないことは，特に糖尿病の悪化や，骨粗鬆症の進行，感染症である．元々糖尿病に罹患している患者は，糖質コルチコイドにて血糖コントロールは確実に不良になるため，可能ならば糖尿病内科との併診が必要である．糖質コルチコイドは破骨細胞の活動を亢進するため，特に女性では骨粗鬆症が進行し，ときには圧迫骨折等を誘発する．そのため，ビスホスホネート剤等の抗骨粗鬆症剤を併用する必要がある．また，糖質コルチコイドにより免疫抑制が強くかかっている状態であるため，日和見感染，さらには元来肝炎ウイルスによる肝障害が持病にある患者には注意が必要である(採血検査をしておくことが重要)．

VKH はときに妊婦や高齢者にも発症することがある．糖質コルチコイドの大量投与が不可能な状態では，トリアムシノロンのテノン囊下投与により視力障害の進行を食い止めることがある．しかし，VKH は全身疾患であるため，可能であれば全身状態を観察しながら糖質コルチコイドの全身投与を施行したほうが良い．

眼局所合併症への治療について

糖質コルチコイドや炎症により，白内障や続発性緑内障，脈絡膜新生血管や裂孔原性網膜剝離を誘発することがある．白内障手術は，炎症が抑制された状態で行う必要がある．我々は視力の状態にもよるが，3～6 か月間炎症がない状態で行うことが重要である．そして，手術時にトリアムシノロンのテノン囊下投与を併用することを勧める．続発性緑内障に関しては，炎症のため機械的な周辺虹彩前癒着による場合は，薬物治療の効果がないため，線維柱帯切除術を選択する．また糖質コルチコイドによるステロイド緑内障に関しては，糖質コルチコイド点眼を中止し，眼圧降下剤による治療を開始する．それでも効果がない場合は，線維柱帯切開術を試みる．夕焼け状眼底の場合，視神経乳頭部位の緑内障変化の判断が難しいため，OCT や視野検査をしっかりと用いて検査することが必要である．裂孔原性網膜剝離に関しては，周辺部の萎縮円孔の場合で，若年者であるなら強膜陥入(バックル)法を用い，硝子体牽引が存在し中高齢者で白内障が合併している場合は，硝子体手術を行う．術後は病態によって一時的に糖質コルチコイド治療を強化することがある．

鑑別診断について

VKHは脈絡膜が病態の主座であるため，脈絡膜の環境変化により，VKHに類似する病態が発症することがある．

- **後部強膜炎**：後部強膜に炎症が起こり，その炎症が脈絡膜に波及するためVKHに類似した変化が認められる．後部強膜炎は強膜炎の1～5%にみられる病型である．症状としては軽度の痛みがあり，充血はそれほど強くないことが多い．網脈絡膜に皺壁を認め，乳頭型のVKHと類似している．しかし，脈絡膜の肥厚はなく，逆に脈絡膜は強膜からの圧迫のためか，非薄化している．治療は糖質コルチコイドの内服治療を行うことが多い．治療に反応しない場合，仮面症状群が隠れていることがあり，治療抵抗性の場合はリンパ腫や転移性腫瘍，悪性黒色腫にも注意が必要である．
- **脈絡膜腫瘍**：上記に述べたが，転移性腫瘍や骨腫による脈絡膜の肥厚により，機械的な圧迫や腫瘍による炎症のため，網膜色素上皮の機能が低下し，滲出性網膜剝離をきたす．脈絡膜の一部肥厚を認めるが，VKHと異なるのは脈絡膜の肥厚は一部だけで，ステロイド治療に反応しないことである．PET検査やMRI(CT)検査を行い，病変部位を特定する．
- **Acute posterior multifocal placoid pigment epitheliopathy(APMPPE)；急性後部多発性斑状色素上皮症**：何らかの炎症による白色の病変が，網膜色素上皮レベルに出現し，一時的に視力低下を引き起こす．病変の場所は後極部に多く，その後周辺へ向かって進展するが，赤道部を超えることはほぼない．特に治療をしなくても自然に寛解することが多い．しかし，ときに高度の炎症を誘発し，VKHと同様の所見(多房性)の網膜病態を呈することがある．その場合はVKHと同様に治療が必要なときがある．
- **Multiple posterior pigmented epitheliopathy(MPPE)**：原因不明に脈絡膜または網膜色素上皮層に病巣が出現し，滲出性病変が多発する．中心性網脈絡膜炎(CSC)に類似しており，脈絡膜が肥厚する．CSCと異なり，網膜の病変部位を認めることが多い．単眼軸に出現することが多い印象である．治療はレーザー治療を行うが，効果のないことが多いため強膜開窓術も治療方法の一つである．

予後について

VKHは病初期に適切な診断をされ，適切な治療を受けた場合，視力予後は良い．それでも20～50%ほどは再発することが報告されているため[4)8)]，再発した場合は適切な治療を行い，合併症を誘発しないことが重要である．

文　献

1) Herbort CP, Mochizuki M：Vogt-Koyanagi-Harada disease：inquiry into the genesis of a disease name in the historical context of Switzerland and Japan. Int Ophthalmol, **27**(2-3)：67-79, 2007. doi：10.1007/s10792-007-9083-4 [published Online First：Epub Date]

2) Ohguro N, Sonoda KH, Takeuchi M, et al：The 2009 prospective multi-center epidemiologic survey of uveitis in Japan. Jpn J Ophthalmol, **56**(5)：432-435, 2012. doi：10.1007/s10384-012-0158-z [published Online First：Epub Date]

3) Ohno S, Minakawa R, Matsuda H：Clinical studies of Vogt-Koyanagi-Harada's disease. Jpn J Ophthalmol, **32**(3)：334-343, 1988.

4) Maruyama K, Noguchi A, Shimizu A, et al：Predictors of Recurrence in Vogt-Koyanagi-Harada Disease. Ophthalmol Retina, **2**(4)：343-350, 2018. doi：10.1016/j.oret.2017.07.016 [published Online First：Epub Date]
Summary 再発するVKHでは，治療早期において，脈絡膜血流改善の得られない症例や前房内フレア値の高い症例，初診時視力の悪い症例が多いことが判明した．

5) Okunuki Y, Tsubota K, Kezuka T, et al：Differences in the clinical features of two types of Vogt-Koyanagi-Harada disease：serous retinal detachment and optic disc swelling. Jpn J Ophthalmol, **59**(2)：103-108, 2015. doi：10.1007/

s10384-014-0367-8 [published Online First : Epub Date]
6) Herbort CP Jr, Abu El, Asrar AM, et al : Catching the therapeutic window of opportunity in early initial-onset Vogt-Koyanagi-Harada uveitis can cure the disease. Int Ophthalmol, **39**(6) : 1419-1425, 2019. doi : 10.1007/s10792-018-0949-4 [published Online First : Epub Date]
7) Hirooka K, Saito W, Namba K, et al : Relationship between choroidal blood flow velocity and choroidal thickness during systemic corticosteroid therapy for Vogt-Koyanagi-Harada disease. Graefes Arch Clin Exp Ophthalmol, **253**(4) : 609-617, 2015. doi : 10.1007/s00417-014-2927-5 [published Online First : Epub Date]
8) Iwahashi C, Okuno K, Hashida N, et al : Incidence and clinical features of recurrent Vogt-Koyanagi-Harada disease in Japanese individuals. Jpn J Ophthalmol, **59**(3) : 157-163, 2015. doi : 10.1007/s10384-015-0377-1 [published Online First : Epub Date]

MB OCULI. No. 92：77－84, 2020

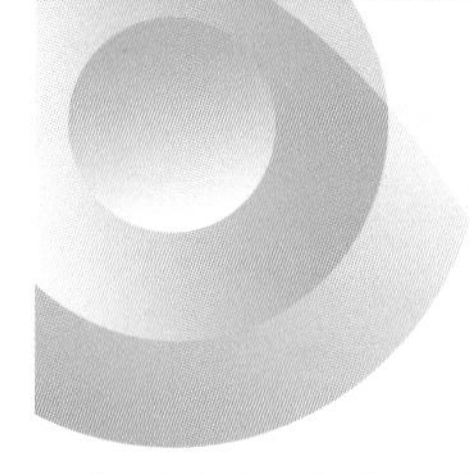

特集／再考！脈絡膜疾患診療

脈絡膜腫瘍

藤本雅大*

Key Words： リスク因子(risk factor)，光干渉断層計(optical coherence tomography：OCT)，早期治療(early treatment)，放射線治療(radiation therapy)，新生血管緑内障(neovascular glaucoma)

Abstract：脈絡膜腫瘍は頻度としては無症候性で経過観察のみで良い腫瘍であることが多いが，放射線治療や眼球摘出等を考慮する必要のある腫瘍もある．治療が必要な場合，早期治療介入は予後に相関するため，必要な検査を的確に行い，早期診断を行うことが重要である．

眼科領域におけるOCTの進歩は目覚ましく，より深部組織の描出が可能となってきた．また，以前のOCTでは描出が困難であった周辺部の腫瘍に関しても，OCTでとらえることが可能になってきており，OCTの進歩によって脈絡膜腫瘍の早期診断，治療介入のタイミングの判断がより容易になったといえる．

脈絡膜母斑

1．疾患像

悪性黒色腫との鑑別が必要となる色素性腫瘍である．日本人では約300人に1人の頻度で認められる．ほとんどの症例で無症状であり，検診等で偶然指摘されることが多い．脈絡膜母斑は約90%が後極から赤道部にかけて存在する．漿液性網膜剝離や脈絡膜新生血管を伴うことがあり，特に中心窩付近に存在する場合注意を要する．

2．検査所見(図1)

1）眼底写真

淡褐色の色素性腫瘍として認めることが多く，また病変部にドルーゼンや網膜色素上皮過形成を認めることがある．病変周囲に網膜変性を認めることがあり，これは慢性的に病変が存在することを示唆する．腫瘍径は1～5 mmであることが多い．腫瘍径が10 mm以上の母斑は巨大脈絡膜母斑とも呼ばれ，10年の経過観察により18%が悪性黒色腫へと移行するとの報告があり，注意を要する[1]．また，母斑が中心窩付近に存在する場合は，注意深く経過観察を行う必要がある．

2）OCT

腫瘍組織の厚みが薄い場合，超音波検査による腫瘍の描出は困難でありOCTが有用である．特に母斑が脈絡膜深層に存在する場合はEDI法もしくはSS-OCTを使用すると良い．また母斑上の網膜の状態もOCTで評価する必要がある．漿液性網膜剝離の存在は悪性黒色腫への進行のリスク因子として挙げられるが，視細胞の退縮を伴う網膜下液の残存は，慢性的に漿液性網膜剝離が存在していたと考えられ，脈絡膜母斑を示唆する．

3）超音波検査

腫瘍の厚みと基底長の計測，腫瘍内部エコーの評価を行う．脈絡膜母斑の厚みは平均で1.5 mm程度であり，厚み2 mm以上は悪性黒色腫への進行のリスク因子として挙げられる．脈絡膜母斑の内部エコーは均一でやや高輝度であることが多い．経過観察の際に超音波検査を施行することにより腫瘍の厚みと基底長を比較することが可能である．

* Masahiro FUJIMOTO，〒604-8404　京都市中京区千本丸太町西南角　中野眼科医院，副院長

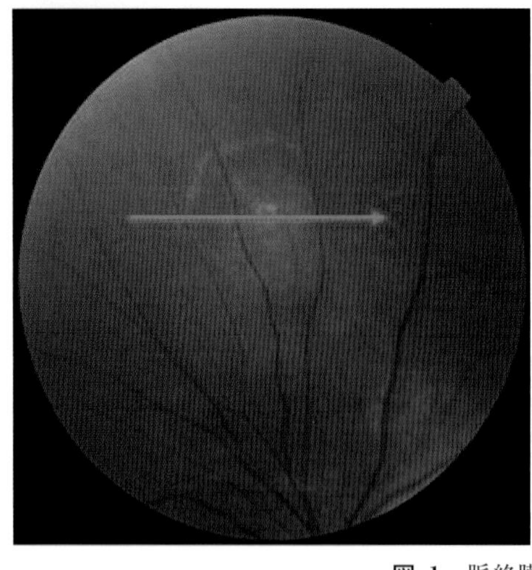

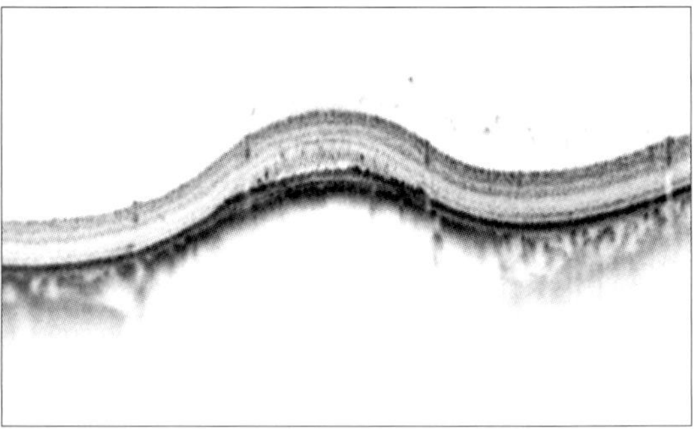

図 1. 脈絡膜母斑(35 歳，女性)　a|b

a：視神経乳頭上方に平坦な淡褐色色素性病変を認める．病変の上方側の辺縁には網膜変性を認める．

b：OCT では，腫瘍直上に限局した網膜下液の貯留を認める．視細胞の退縮も伴っており，慢性的な下液の貯留が示唆される．脈絡膜血管は腫瘍に置換されており，腫瘍表層は高反射帯として描出される．

表 1. 悪性黒色腫への進行のリスク因子

覚え方	イニシャル	所　見
To	T	Thickness tumor 厚み＞2 mm
Find	F	Fluid 網膜剝離
Small	S	Symptoms　自覚症状(＋)
Ocular	O	Orange pigment オレンジ色素(＋)
Melanoma	M	Melanoma ultrasound hollow 超音波低反射
Doing Imaging	DIM	DIaMeter tumor 基底長＞5 mm

(文献 2 より改変)

4）蛍光眼底造影検査

脈絡膜母斑は，典型的には fluorescein angiography(FA)，indocyanine green angiography(IA)いずれにおいても低蛍光な病変として描出される．ただし，脈絡毛細血管板が母斑上にある程度残っている場合はその限りではなく，蛍光眼底造影検査では有意な所見を得ることが難しい．

2．治療方針

無症状の場合も，定期的な経過観察を行う．悪性黒色腫への進行のリスク因子(表 1)として 2019 年に Shields らが新たに以前のリスク因子を改変して報告した[2]．これらのリスク因子が多いほど，慎重に対応する必要がある．

脈絡膜母斑の約 10％で網膜下液が生じるため，特に黄斑部付近に母斑が存在する場合，経過観察時に OCT も撮影したほうが良い．漿液性網膜剝離が中心窩まで及んだとしても，視力低下の進行は総じて緩やかであり，経過観察している間に漿液性網膜剝離が消失することがある．視力低下が生じた場合，治療も考慮する．2017 年の報告では photodynamic therapy(PDT)により，87％で網膜下液の消失を認め，53％で視力の改善を認めたとの報告もある[3]．また，脈絡膜母斑の約 1％で新生血管が生じることがあり，抗 VEGF 薬硝子体内投与により 66％の改善を認めたと報告されている[3]．

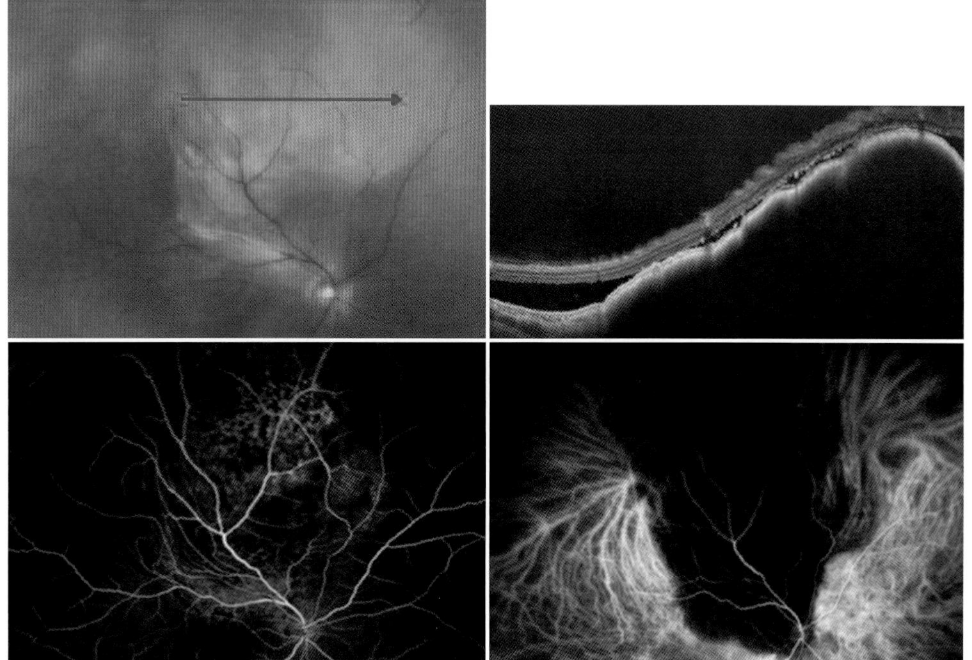

図 2．網膜剝離を伴う脈絡膜悪性黒色腫(60 歳，男性)

a：黄斑部上方から周辺部にかけて，褐色の隆起性病変をびまん性に認める．黄斑部付近の腫瘍表面にオレンジ色素を認める．腫瘍周囲に網膜剝離を伴う．
b：病変部の OCT では，脈絡膜腫瘍表層は高反射帯として描出される．腫瘍上に漿液性網膜剝離と，視細胞層直下にデブリスの付着を認める．
c：FA 早期で多発点状過蛍光を認め，またオレンジ色素は低蛍光として描出される．
d：IA では早期から後期にかけて病変部がブロックされ低蛍光となる．

脈絡膜悪性黒色腫

1．疾患像

メラノサイトが悪性化した腫瘍であり，成人の眼内に生じる原発性悪性腫瘍では最も多い．典型的にはドーム状，もしくはマッシュルーム状の隆起を呈す色素性病変である．100 万人あたりの発症頻度は日本人では 0.25 人と報告されており，白人と比較して発症頻度は約 1/20 である．腫瘍を指摘される年齢は平均 60 歳である．20 歳未満が 1%，21～60 歳が 53%，60 歳以上が 45%と，比較的若い年代でも指摘されうる．眼科医として，眼底検査で可能な限り腫瘍が小さいうちに指摘することが治療の観点から望ましい．腫瘍が小さいうちは脈絡膜母斑との区別が困難な症例も多いため，先に挙げたリスク因子(表 1)がいくつあるか把握しておく．厚みが 2 mm 以上で，かつ，視力低下や光視症等の自覚症状があり，腫瘍縁が乳頭から 3 mm 以内にある場合，69%で悪性黒色腫に進行したと報告されている[4]．腫瘍が小さいために臨床診断がつかない場合でも，リスク因子が多い場合は，定期的なフォローが必要である．

2．検査所見(図 2)

1）眼底写真

形状と色調，基底長を確認する．典型的には褐色の隆起性病変(ドーム状，もしくはマッシュルーム状)として認められる．稀に無色素性悪性黒色腫(amelanotic melanoma)があり，その場合転移性脈絡膜腫瘍との鑑別が必要となる．

悪性黒色腫は脈絡膜深層から発生することが多く，脈絡毛細血管板の被覆を有する部分は橙色，それらが壊死，線維化した部分は灰白色となる．腫瘍上にオレンジ色素を認める場合，母斑よりは悪性黒色腫を示唆する．

2）OCT

漿液性網膜剝離や，ブルッフ膜穿破等の所見がないかを観察する．漿液性網膜剝離とともに視細胞層直下にデブリスの付着を認めることがある．また，腫瘍の厚みが比較的薄く，母斑との鑑別が必要な際に OCT は有用である．

3）超音波検査

超音波検査は悪性黒色腫の大きさ，形態，内部エコーの評価に有用である．悪性黒色腫の厚みは 0〜3 mm を small，3〜8 mm を medium，8 mm 以上を large と分類される．腫瘍指摘時の平均の厚みは 1970 年代は 5.5 mm であったが，1990 年代は 4.5 mm，2000 年代は 4.0 mm と報告されており，少しずつではあるが，早期に発見することができるようになってきている．

腫瘍の形態は 75％がドーム型，20％がマッシュルーム型，5％がびまん型との報告がある．また，腫瘍の基底部が陥凹しているように描出されることがある（choroidal excavation）．腫瘍がブルッフ膜を穿破するとドーム型からマッシュルーム型になることが知られているが，腫瘍がブルッフ膜を穿破し網膜へと浸潤した際，硝子体出血が生じることがある．硝子体出血の症例のなかに，稀ではあるが，悪性黒色腫が起因となる症例があることを頭の片隅に置いておく．

悪性黒色腫は細胞が密集した充実性腫瘍であり，腫瘍内部は低〜等エコーで描出される．母斑や血管腫は腫瘍内部が均一に高エコーで描出されることが多いため，鑑別の際に有用な所見の一つといえる．

放射線治療後に腫瘍が制御されているかの評価に超音波検査は有用である．放射線治療後に悪性黒色腫は消失はせず，平均で約 10％縮む程度である．大きさに変化がなければ，腫瘍は制御されていると考えて良い．

4）蛍光眼底造影検査

FA では早期は背景蛍光が低蛍光であるが，網膜色素上皮への浸潤の程度によって多発点状過蛍光を示す．腫瘍細胞により網膜色素上皮の tight junction が障害されるためと考えられる．転移性脈絡膜腫瘍でも多発点状過蛍光は認めるが，悪性黒色腫ではより fine な印象がある．ICGA では色素でブロックされるため，低蛍光となる．FA では描出されない腫瘍内血管が屈曲蛇行して描出される．後期組織染は軽度である．

5）MRI

典型的には T1WI で高信号，T2WI で低信号を呈し，造影効果がある腫瘤として描出される．この信号パターンはメラニンに特徴的といえる．T2WI で眼球外進展の評価も行う．併せて頭蓋内に転移性病変がないかも評価する．

6）^{123}I-IMP シンチグラフィ

^{123}I-IMP は脳血流製剤であり，悪性黒色腫，悪性リンパ腫によく集積することが知られている．投与直後の撮影では集積を認めないが，24 時間後に特異的に集積を認める．脈絡膜悪性黒色腫に関しては，FDG-PET より有用であると考えられる．

3．治療方針

画像検査で脈絡膜悪性黒色腫の臨床診断を行い，転移の有無を評価した後，治療方針を決定する．臨床診断が困難な場合は，慎重に経過観察し，腫瘍の増大を認めた時点で治療方針を決定する．

厚みが 2.5 mm 以内であれば，経瞳孔温熱療法（transpupillary thermotherapy）が有効であり，厚み 4 mm まで効果はあるが，再発も比較的多いため，積極的には用いられなくなってきている．特に厚みが 3 mm 以上の症例では放射線治療を選択したほうが良い．

厚みが 5 mm 以下であれば，放射線治療として小線源療法が有効である．眼球摘出と比較しても遠隔転移の率も有意な差はない．日本では唯一，国立がん研究センター中央病院で行われている．腫瘍の厚みが 5〜10 mm 程度までの症例では，放射線治療として外部照射が有効である．海外では陽子線，国内では炭素イオン線治療が多数報告されている．X 線を用いた定位放射線治療の報告もある．放射線治療後に硝子体混濁があった場合や，白内障手術が必要な場合は，手術を行って良い．厚みが 8〜10 mm 以上の腫瘍の場合は，放射線治療でも制御されずに再発する可能性や，放射

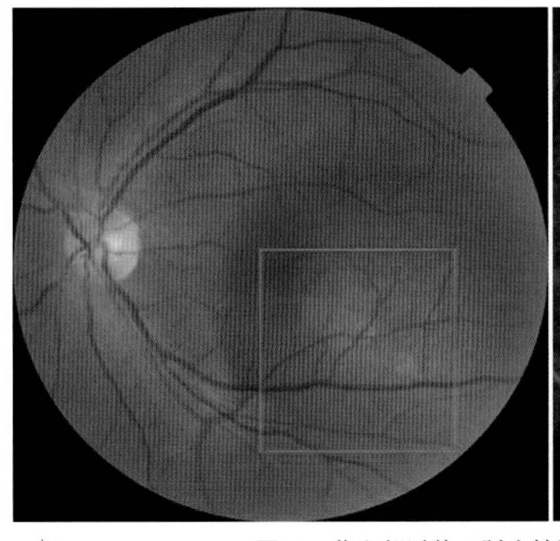
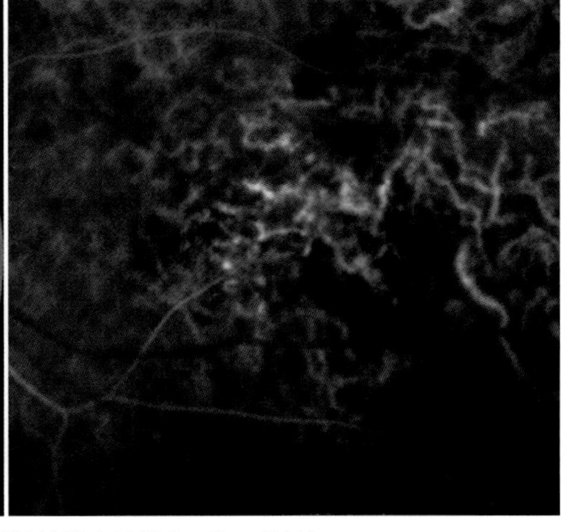

a|b **図 3.** 黄斑部近傍の孤立性脈絡膜血管腫(50 歳，男性)
a：黄斑部耳下側に淡赤色の隆起病変を認める．
b：IA 早期に網目状の腫瘍血管網が描出される．

線治療後に血管新生緑内障等の重篤な合併症が生じ，結果的に除痛目的で眼球摘出が必要になることも考慮し，眼球摘出が治療選択肢として提案される．眼球摘出と放射線治療では治療後の生命予後に有意な差はない．

治療前の全身検査で転移がなかったとしても，転移病変が 3～10 年後に指摘されることも多いため，治療後も採血，腹部画像検査，胸部 X 線検査を 6～12 か月ごとに行い，フォローする必要がある．

脈絡膜血管腫

1．疾患像

脈絡膜血管腫は，孤立性脈絡膜血管腫と，びまん性脈絡膜血管腫の 2 種に分類される．孤立性脈絡膜血管腫は基本的には全身疾患と関連なく生じる．生下時より認めると考えられ無症状で経過し，腫瘍を指摘される年齢は平均 45 歳である．腫瘍の大きさは基底長が平均 6.7 mm，厚みが平均 3.1 mm と報告されている[5]．後極部から赤道部までに位置し，視神経乳頭の耳側周辺に認めることが多い．びまん性脈絡膜血管腫は Sturge-Weber 症候群に伴って生じることが多く，同側に三叉神経第 1 枝領域である眼瞼皮膚血管腫を認める．また同側に緑内障も合併することが多く，同時に治療が必要になることもある．腫瘍を指摘される年齢は平均 8 歳である．

2．検査所見(図 3)

1）眼底写真

孤立性脈絡膜血管腫では，橙赤色の脈絡膜隆起性病変を認める．特に黄斑部，視神経乳頭周囲に好発する．孤立性脈絡膜血管腫では比較的腫瘍径が小さく，境界明瞭であるが，びまん性脈絡膜血管腫では腫瘍径が大きく，境界不明瞭である．網膜色素上皮に萎縮，変性が生じて，腫瘤の色調は経過とともに変化しうる．

2）OCT

典型的にはドーム状のなめらかな隆起を形成し，脈絡毛細血管板は保たれ，脈絡膜中大血管の拡張を認める．丈が高くなると脈絡毛細血管板の反射の消失と網膜色素上皮の不明瞭化を認める．網膜色素上皮障害が強いと漿液性網膜剝離を生じる．

3）超音波検査

孤立性脈絡膜血管腫では典型的には内部エコーが高輝度なドーム状の腫瘤として描出される．びまん性脈絡膜血管腫では内部エコーが高輝度なびまん性肥厚病変として描出される．

4）蛍光眼底造影検査

孤立性脈絡膜血管腫の FA では網膜血管が描出される前に網目状に腫瘍血管網が描出される．時間の経過とともに斑状に過蛍光となっていく．IA では造影早期に不規則に走行する異常な血管が腫瘍全体によく造影され，時間の経過とともに過蛍光となる．後期にはwash outされ腫瘍中心部が低蛍光となり，周辺部は過蛍光となる．

びまん性脈絡膜血管腫のFAでは早期から後期にかけて過蛍光となる．IAでは早期から過蛍光で，後期も蛍光色素のwash outはなく，著明な蛍光貯留を示す．

3．治療方針

孤立性脈絡膜血管腫では多くは無症状のまま経過し，その場合経過観察のみで良い．漿液性網膜剝離が併発して視力低下が生じた場合，適応外使用であるがPDT等の治療を考慮する．PDTの治療成績は照射条件によって有意な差は認めない．PDTによる漿液性網膜剝離消失率は90%以上であるが，病変が大きな症例や胞状網膜剝離があって治療抵抗性の場合，複数回のPDT施行や，抗VEGF薬硝子体内投与との併用等が試みられる．治療開始時の視力が最終視力に最も影響を及ぼす因子であり，自覚症状発現後は早期治療を検討するのが良い．網膜光凝固術ではSRDの再発率が約40%であり，再発した場合の平均視力は0.1以下と予後不良である．

Sturge-Weber症候群に伴うびまん性脈絡膜血管腫は，同側に緑内障を約30～70%で合併する．緑内障に対しては点眼治療を試みるが，治療抵抗性であり最終的に手術が必要になることも多い．漿液性網膜剝離が生じて視力低下をきたした場合，放射線治療を考慮する．少数例ではあるが，PDTが有効であったとの報告もある．小児症例で黄斑部に脈絡膜血管腫が存在する場合，遠視化して弱視となっていることもある．その場合，放射線治療後に腫瘍が縮小し，屈折が変化することに注意をしながら弱視治療も考慮する．

転移性脈絡膜腫瘍

1．疾患像

転移性脈絡膜腫瘍は眼内の悪性腫瘍のなかでは最も頻度が高い．眼内転移は血行性に生じるものであるが，転移部位としては，脈絡膜が9割程度を占める．原発巣は上皮性腫瘍が多く，男性は肺癌，女性は乳癌が多い．転移性脈絡膜腫瘍が疑われた症例の25～30%で原発巣となる悪性腫瘍の既往歴がない．乳癌ではほとんどの症例で既往があるのに対し，肺癌では約50%の症例で既往がなく，全身精査により初めて指摘される[6]．転移性脈絡膜腫瘍疑いにもかかわらず，癌の既往がない場合は，胸腹部CTもしくはFDG-PET等で全身精査が必要である．全身精査を行うことにより約90%で原発巣が明らかになるが，原発不明となることもある．

2．検査所見(図4)

1）眼底写真

典型的には黄白～黄色の比較的平坦な斑紋状の病変となる．病変表層にオレンジ色素の点在を認めることや，漿液性網膜剝離を伴うことがある．稀ではあるが，腎癌や甲状腺癌，カルチノイド腫瘍からの転移ではしばしばオレンジ色を呈し，皮膚悪性黒色腫からの転移では灰色または茶色を呈す．

2）OCT

典型的には，腫瘍が脈絡毛細血管板を圧迫し，ドーム状もしくは，病変表面が波打って観察される．視細胞が粗造に描出され，漿液性網膜剝離を認めることがある．

3）超音波検査

比較的平坦な脈絡膜腫瘍として描出される．悪性黒色腫と異なり，マッシュルーム状の隆起を呈すことは稀である．

4）蛍光眼底造影検査

平坦な転移性脈絡膜腫瘍の場合，FAでは，病変部に一致して点状の過蛍光を早期から認め，徐々に増強する．また腫瘍周囲は輪状に低蛍光となる．IAでは早期から後期にかけて病変部がブロックされ低蛍光となる．後期に周囲が過蛍光となりhaloを形成する．転移性脈絡膜腫瘍の丈が高く，retinal pigment epithelium(RPE)障害が強い場合，FA，IAともに過蛍光を呈す．

3．治療方針

転移性脈絡膜腫瘍の診断がついた場合，まず原

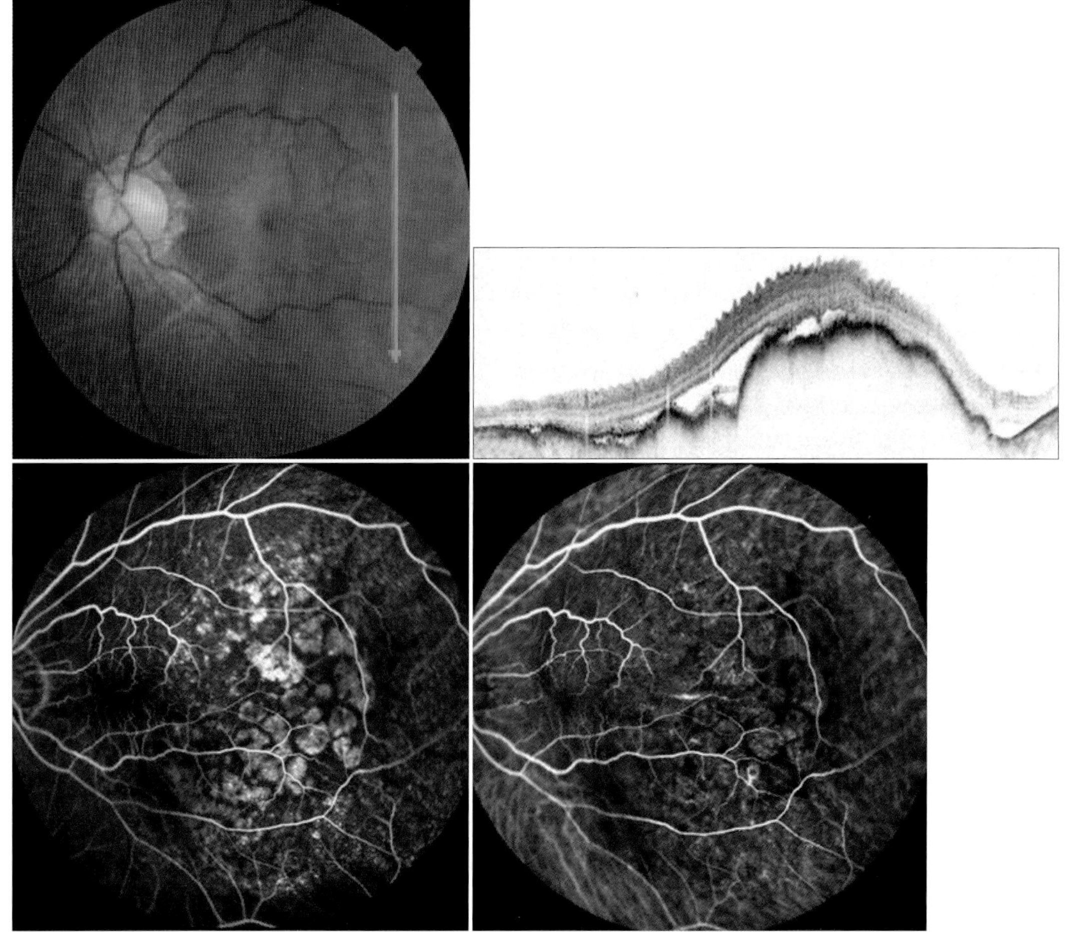

a | b
c | d

図 4. 転移性脈絡膜腫瘍(72 歳，女性)
a：黄斑部耳側に黄白色隆起性病変をびまん性に認める.
b：OCT では，腫瘍表面が不規則に波打ち，漿液性網膜剝離を腫瘍上と腫瘍周囲に認める.
c：FA 早期では，腫瘍上で RPE 障害の強い部位に過蛍光を認め，周囲に点状過蛍光を認める.
d：IA 早期では，腫瘍上で RPE 障害の強い部位でやや過蛍光となる.

発巣の治療が優先される．従来の化学療法に加えて，癌分子標的薬，免疫チェックポイント阻害薬等，癌の薬物療法は目覚ましく発展しており，薬物療法によって原発巣の制御とともに，転移性脈絡膜腫瘍の制御も期待できる．しかし，全身状態によっては，積極的な治療ができないことがあり，また薬物療法を行っているにもかかわらず腫瘍が増大することはある．この場合，転移性脈絡膜腫瘍への放射線治療が推奨される．脈絡膜から毛様体にまで広範に転移性腫瘍を認め，新生血管緑内障を伴う重症例もあるが，この場合，抗 VEGF 硝子体内投与の併用も効果がある．ただし放射線治療と同時に行うのは好ましくなく，時期をずらす必要がある．

転移性脈絡膜腫瘍に対する放射線治療は総線量として 30～50 Gy を照射するが，これは根治照射ではなく，緩和照射となり，一定期間の制御効果を期待したものとなる．よって，基本的に放射線治療は全身治療と並行して行うことが多い．いったん黄斑部にまで網膜剝離が及ぶとその後照射によって転移巣が制御されても視力の回復は望めないため，放射線治療の時期を逸しないことが重要である．特に肺癌等の進行の早い癌では注意を要する．最終的に失明した後も眼痛が制御できない場合には眼球摘出が必要となる症例もある．

文 献

1) Helen KL, Carol LS, Arman M：Giant Choroidal Nevus Clinical Features and Natural Course in 322 Cases. Ophthalmology, **117**：324-333, 2010.

2) Shields CL, Lauren AD, Michael DY：Choroidal Nevus Transformation into Melanoma Per Millimeter Increment in Thickness Using Multimodal Imaging in 2355 Cases：The 2019 Wendell L. Hughes Lecture. Retina, **39**：1852-1860, 2019.
Summary　脈絡膜母斑疑いの症例のなかから脈絡膜悪性黒色腫を見逃さないために知識を深めることができる実践的な文献．

3) Pointdujour-Lim R, Mashayekhi A, Shields JA：Photodynamic Therapy for Choroidal Nevus with Subfoveal Fluid. Retina, **37**：718-723, 2017.

4) Shields CL, Furuta M, Berman EL：Choroidal Nevus Transformation Into Melanoma：Analysis of 2514 Consecutive Cases. Arch Ophthalmol, **127**：981-987, 2009.

5) Shields CL, Honavar SG, Shields JA：Circumscribed Choroidal Hemangioma Clinical Manifestations and Factors Predictive of Visual Outcome in 200 Consecutive Cases. Ophthalmology, **108**：2237-2248, 2001.
Summary　孤立性脈絡膜血管腫の診断と治療方針に関して知識を深めるのに有用な文献．

6) Konstantinidis L, Damato B：Intraocular Metastases―A Review. Asia Pac J Ophthalmol, **6**：208-214, 2017.
Summary　転移性脈絡膜腫瘍の臨床的な特徴，検査所見，治療方針に関してまとめられたわかりやすい総説．

FAXによる注文・住所変更届け

改定：2015年1月

毎度ご購読いただきましてありがとうございます．

読者の皆様方に小社の本をより確実にお届けさせていただくために，FAXでのご注文・住所変更届けを受けつけております．この機会に是非ご利用ください．

◇ご利用方法

FAX専用注文書・住所変更届けは，そのまま切り離してFAX用紙としてご利用ください．また，注文の場合手続き終了後，ご購入商品と郵便振替用紙を同封してお送りいたします．**代金が5,000円をこえる場合，代金引換便とさせて頂きます**．その他，申し込み・変更届けの方法は電話，郵便はがきも同様です．

◇代金引換について

本の代金が5,000円をこえる場合，代金引換とさせて頂きます．配達員が商品をお届けした際に，現金またはクレジットカード・デビットカードにて代金を配達員にお支払い下さい（本の代金＋消費税＋送料）．（※年間定期購読と同時に5,000円をこえるご注文を頂いた場合は代金引換とはなりません．郵便振替用紙を同封して発送いたします．代金後払いという形になります．送料は定期購読を含むご注文の場合は頂きません）

◇年間定期購読のお申し込みについて

年間定期購読は，1年分を前金で頂いておりますため，代金引換とはなりません．郵便振替用紙を本と同封または別送いたします．送料無料，また何月号からでもお申込み頂けます．

毎年末，次年度定期購読のご案内をお送りいたしますので，定期購読更新のお手間が非常に少なく済みます．

◇住所変更届けについて

年間購読をお申し込みされております方は，その期間中お届け先が変更します際，必ずご連絡下さいますようよろしくお願い致します．

◇取消，変更について

取消，変更につきましては，お早めにFAX，お電話でお知らせ下さい．

返品は，原則として受けつけておりませんが，返品の場合の郵送料はお客様負担とさせていただきます．その際は必ず小社へご連絡ください．

◇ご送本について

ご送本につきましては，ご注文がありましてから約1週間前後とみていただきたいと思います．お急ぎの方は，ご注文の際にその旨をご記入ください．至急送らせていただきます．2〜3日でお手元に届くように手配いたします．

◇個人情報の利用目的

お客様から収集させていただいた個人情報，ご注文情報は本サービスを提供する目的（本の発送，ご注文内容の確認，問い合わせに対しての回答等）以外には利用することはございません．

その他，ご不明な点は小社までご連絡ください．

株式会社 全日本病院出版会
〒113-0033 東京都文京区本郷3-16-4-7F
電話03(5689)5989　FAX03(5689)8030　郵便振替口座00160-9-58753

FAX 専用注文書

年　月　日

○印	MB　OCULISTA 5 周年記念書籍	定価(税込)	冊数
	すぐに役立つ眼科日常診療のポイント―私はこうしている―	10,450 円	

（本書籍は定期購読には含まれておりません）

○印	MB　OCULISTA	定価(税込)	冊数
	2020 年 1 月～12 月定期購読（No. 82～93：計 12 冊）（送料弊社負担）	41,800 円	
	2021 年 1 月～12 月定期購読（No. 94～105：計 12 冊）（送料弊社負担）	41,800 円	
	No. 91　職業性眼障害のマネージメント	3,300 円	
	No. 90　眼科開業の New Vision―医療界の変化を見据えて―	3,300 円	
	No. 89　眼科不定愁訴と疾患症候のギャップを埋める	3,300 円	
	No. 88　スマホと眼 Pros & Cons	3,300 円	
	No. 87　ここまでできる緑内障診療	3,300 円	
	No. 86　眼科におけるリスクマネジメントのポイント	3,300 円	
	No. 84　眼科鑑別診断の勘どころ 増大号	5,500 円	
	No. 72　Brush up 眼感染症―診断と治療の温故知新― 増大号	5,500 円	
	No. 60　進化する OCT 活用術―基礎から最新まで― 増大号	5,500 円	
	No. 48　眼科における薬物療法パーフェクトガイド 増大号	5,500 円	
	その他号数（号数と冊数をご記入ください） No.		

○印	書籍・雑誌名	定価(税込)	冊数
	ストレスチェック時代の睡眠・生活リズム改善実践マニュアル	3,630 円	
	美容外科手術―合併症と対策―	22,000 円	
	ここからスタート！眼形成手術の基本手技	8,250 円	
	超アトラス 眼瞼手術―眼科・形成外科の考えるポイント―	10,780 円	
	PEPARS No. 87 眼瞼の美容外科 手術手技アトラス 増大号	5,500 円	
	PEPARS No. 147 美容医療の安全管理とトラブルシューティング 増大号	5,720 円	

お名前	フリガナ 印	診療科
ご送付先	〒　－ □自宅　□お勤め先	
電話番号	□自宅　□お勤め先	

雑誌・書籍の申し込み合計 5,000 円以上のご注文は代金引換発送になります

―お問い合わせ先―
㈱全日本病院出版会営業部
電話 03(5689)5989

FAX 03(5689)8030

全日本病院出版会行

FAX 03-5689-8030

年　月　日

住所変更届け

お名前	フリガナ
お客様番号	毎回お送りしています封筒のお名前の右上に印字されております8ケタの番号をご記入下さい。
新お届け先	〒　　都道府県
新電話番号	(　　　)
変更日付	年　月　日より　　月号より
旧お届け先	〒

※ 年間購読を注文されております雑誌・書籍名に✓を付けて下さい。

- □ Monthly Book Orthopaedics（月刊誌）
- □ Monthly Book Derma.（月刊誌）
- □ 整形外科最小侵襲手術ジャーナル（季刊誌）
- □ Monthly Book Medical Rehabilitation（月刊誌）
- □ Monthly Book ENTONI（月刊誌）
- □ PEPARS（月刊誌）
- □ Monthly Book OCULISTA（月刊誌）

FAX 03-5689-8030
全日本病院出版会行

Monthly Book **OCULISTA** バックナンバー一覧

2020.10. 現在

通常号 3,000 円＋税　　増大号 5,000 円＋税

2015 年

No. 22　眼症状から探る症候群　編／村田敏規
No. 23　ポイント解説 眼鏡処方の実際　編／長谷部聡
No. 24　眼科アレルギー診療　編／福島敦樹
No. 25　斜視診療のコツ　編／佐藤美保
No. 26　角膜移植術の最先端と適応　編／妹尾　正
No. 27　流出路再建術の適応と比較　編／福地健郎
No. 28　小児眼科診療のコツと注意点　編／東　範行
No. 29　乱視の診療 update　編／林　研
No. 30　眼科医のための心身医学　編／若倉雅登
No. 31　ドライアイの多角的アプローチ　編／高橋　浩
No. 32　眼循環と眼病変　編／池田恒彦
No. 33　眼内レンズのポイントと合併症対策　編／清水公也

2016 年

No. 34　眼底自発蛍光フル活用　編／安川　力
No. 35　涙道診療 ABC　編／宮崎千歌
No. 36　病的近視の治療 最前線　編／大野京子
No. 37　見逃してはいけない ぶどう膜炎の診療ガイド　編／竹内　大
No. 38　術後感染症対策マニュアル　編／鈴木　崇
No. 39　網膜剥離の診療プラクティス　編／北岡　隆
No. 40　発達障害者(児)の眼科診療　編／田淵昭雄
No. 41　網膜硝子体疾患の薬物療法―どこまでできるか？―　編／岡田アナベルあやめ
No. 42　眼科手術後再発への対応　編／石井　清
No. 43　色覚異常の診療ガイド　編／市川一夫
No. 44　眼科医のための救急マニュアル　編／高橋春男
No. 45　How to 水晶体再建　編／鈴木久晴

2017 年

No. 46　見えるわかる 細隙灯顕微鏡検査　編／山田昌和
No. 47　眼科外来 日帰り手術の実際　編／竹内　忍
No. 48　眼科における薬物療法パーフェクトガイド **増大**　編／堀　裕一
No. 49　クローズアップ！交通眼科　編／近藤寛之
No. 50　眼科で見つける！全身疾患　編／平塚義宗
No. 51　酸化ストレスと眼　編／大平明弘
No. 52　初診外来担当医に知っておいてほしい眼窩疾患　編／野田実香
No. 53　複視を診たらどうするか　編／加島陽二
No. 54　実践 黄斑浮腫の診療　編／大谷倫裕
No. 55　緑内障診療に役立つ検査ノウハウ　編／中野　匡
No. 56　こんなときどうする 眼外傷　編／太田俊彦
No. 57　臨床に直結する眼病理　編／小幡博人

2018 年

No. 58　スポーツ眼科 A to Z　編／枝川　宏
No. 59　角膜潰瘍の診かた・治しかた　編／白石　敦
No. 60　進化する OCT 活用術―基礎から最新まで― **増大**　編／辻川明孝
No. 61　イチからはじめる神経眼科診療　編／敷島敬悟
No. 62　実践！白内障難症例手術に挑む　編／徳田芳浩・松島博之
No. 63　これでわかる眼内レンズ度数決定のコツ　編／須藤史子
No. 64　日常診療で役立つ眼光学の知識　編／川守田拓志
No. 65　結膜疾患の診断と治療実践ガイド　編／横井則彦
No. 66　もっと知りたいオルソケラトロジー　編／吉野健一
No. 67　老視のすべて　編／神谷和孝
No. 68　眼科医のための糖尿病トータルガイド　編／馬場園哲也・北野滋彦
No. 69　IT・AI 未来眼科学　編／吉冨健志

2019 年

No. 70　主訴から引く眼瞼疾患診療マニュアル　編／根本裕次
No. 71　歪視の診断と治療　編／今村　裕
No. 72　Brush up 眼感染症―診断と治療の温故知新― **増大**　編／江口　洋
No. 73　これでわかる自己免疫性眼疾患　編／堀　純子
No. 74　コンタクトレンズトラブルシューティング　編／糸井素純
No. 75　知っておきたい稀な網膜・硝子体ジストロフィ　編／堀田喜裕
No. 76　流涙を診たらどうするか　編／井上　康
No. 77　ロービジョンケア update　編／加藤　聡
No. 78　眼瞼形成手術―形成外科医の大技・小技―　編／村上正洋
No. 79　眼科医のための皮膚疾患アトラス　編／千貫祐子
No. 80　令和の白内障手術　編／小早川信一郎
No. 81　おさえておきたい新しい前眼部検査　編／山田昌和

2020 年

No. 82　眼科手術の適応を考える　編／溝田　淳
No. 83　知らずにすまない神経眼科疾患！　編／中村　誠
No. 84　眼科鑑別診断の勘どころ **増大**　編／柳　靖雄
No. 85　よくわかる屈折矯正手術　編／稗田　牧
No. 86　眼科におけるリスクマネジメントのポイント　編／峰村健司
No. 87　ここまでできる緑内障診療　編／中澤　徹
No. 88　スマホと眼 Pros & Cons　編／猪俣武範
No. 89　眼科不定愁訴と疾患症候のギャップを埋める　編／﨑元　暢
No. 90　眼科開業の New Vision―医療界の変化を見据えて―　編／上田俊介・大木孝太郎・井上賢治
No. 91　職業性眼障害のマネージメント　編／近藤寛之

No. 21 以前のバックナンバー，各目次等の詳しい内容はホームページ(www.zenniti.com)をご覧ください．

次号予告(12月号)

斜視―基本から実践まで―

編集企画／金沢大学非常勤医員　　杉山　能子

掲載広告一覧

編集主幹：村上　晶　順天堂大学教授
高橋　浩　日本医科大学教授

No. 92　編集企画：
辻川明孝　京都大学教授

Monthly Book OCULISTA　No. 92

2020年11月15日発行（毎月15日発行）
定価は表紙に表示してあります.
Printed in Japan

発行者　末　定　広　光
発行所　株式会社 **全日本病院出版会**
〒113-0033 東京都文京区本郷3丁目16番4号7階
電話 (03)5689-5989　Fax (03)5689-8030
郵便振替口座 00160-9-58753
印刷・製本　三報社印刷株式会社　電話 (03)3637-0005
広告取扱店　㈱メディカルブレーン　電話 (03)3814-5980